Heilender Holund

Iris Hammelmann

HEILENDER HOLUNDER

Ein altes Hausmittel neu entdeckt

FALKEN
TaschenBuch

Im FALKEN Verlag sind zahlreiche Titel zur Pflanzenheilkunde erschienen.
Sie sind überall dort erhältlich, wo es Bücher gibt.

Besuchen Sie uns auch im Internet unter: http://www.falken.de

Der Text dieses Buches entspricht den Regeln der neuen deutschen Rechtschreibung.

Dieses Buch wurde auf chlorfrei gebleichtem und säurefreiem Papier gedruckt.

Originalausgabe
ISBN 3 635 60441 0

Umschlaggestaltung: Zembsch' Werkstatt, München
Gestaltung: Beate Müller-Behrens
Redaktion: Andrea Kuron, Hamburg/Sabine Weeke
Herstellung: Torsten Hellbusch
Titelbild: Interfoto, München/Lederer
Fotos: FALKEN Archiv/H. P. Oetelshofen S. 9, 14, /E. Gerlach S. 27, /TLC S. 65, 71; **Ulrich Niehoff**, Bienenbüttel S. 21; **Reinhard Tierfoto**, Heiligkreuzsteinach S. 32, 44, 54; **CMA**, Bonn/Bad Godesberg S. 41; **IFA**, Frankfurt/Main/F. Lance S. 47, /AGE S. 59
Satz: Katja Peteratzinger DIGITAL-PUBLISHING, 65597 Hünfelden
Druck: Freiburger Graphische Betriebe GmbH, Freiburg

Die Ratschläge in diesem Buch sind von der Autorin und dem Verlag sorgfältig erwogen und geprüft, dennoch kann eine Garantie nicht übernommen werden. Eine Haftung der Autorin bzw. des Verlags und seiner Beauftragten für Personen-, Sach- und Vermögensschäden ist ausgeschlossen.

817 2635 4453 6271

Inhalt

Vorwort 8

Holunder zum Kennenlernen 9
Botanik 9
Inhaltsstoffe 10
Ernte und Verarbeitung 12
Der natürliche Feind – die Blattlaus 13
Biologische Pflanzenschutzmittel selbst gemacht 15

Beschwerden von A–Z 18
Akne 19
Albdrücken 19
Appetitlosigkeit 20
Bindehautentzündung 21
Brennende Augen 22
Bronchitis 22
Ekzem 23
Erkältung 23
Frostbeulen 24
Gerstenkorn 25
Geschwollene Füße 25
Gicht 26
Grippe 26
Halsentzündung 28
Heuschnupfen 28
Husten 29
Ischiasschmerzen 29
Katarr 30
Kopfschmerzen 30
Migräne 31
Nebenhöhlenentzündung 32

Niereninsuffizienz ... 33
Prellungen ... 33
Rheuma ... 34
Sonnenbrand ... 34
Tumor ... 35
Verbrennungen ... 36
Verdauungsstörungen ... 37
Verstauchungen ... 37
Wunden ... 38
Zahnschmerzen ... 38

Herstellung der Heilmittel ... 40
Tee oder Aufguss ... 40
Tee aus Blättern und Rinde ... 41
Holundersaft ... 41
Umschläge, Wickel ... 42
Salbe I ... 43
Salbe II ... 43
Tinktur ... 44
Stärkendes Tonikum ... 45

Weitere Anwendungsmöglichkeiten ... 46
Holunder für die Schönheit ... 46
Falten ... 47
Sommersprossen ... 51
Strahlende Augen ... 51
Holunderbad ... 52
Verwendung in der Tierheilkunde ... 52
Schädlingsbekämpfung ... 53

Holunder in der Küche ... 55
Getränke mit und ohne Alkohol ... 58
Kaltschale, Dessert und Suppe ... 61
Marmelade und Gelee ... 63
Gebäck mit Holunder ... 68

Holunderessig ... 70
Raffinierte Holunder-Idee ... 72

Holunder – ein sagenhafter Strauch ... 73
Hans Christian Andersen und die Mutter Holunder ... 74
Aberglaube ... 75
Unglück und Zerstörung ... 75
Holunder als Schutzbaum ... 76
Liebe und Tod ... 77
Holunder – das Orakel der Bauern ... 77
Dem Holunder Krankheiten bringen ... 78

Literatur ... 80

Vorwort

Er wächst in vielen Gegenden einfach so am Wegesrand, muss nicht angepflanzt, gehegt und gepflegt werden: der Holunderstrauch. Tatsächlich finden wir die verschiedenen Arten der anspruchslosen Pflanze in fast allen Gebieten Europas. Die Menschen haben ihr unterschiedliche Namen gegeben. Ob Holunder, Holler oder Fliederbeer, bekannt ist der Busch in erster Linie als Heilmittel bei Erkältungen. Dann wird ein Fliederbeertee gekocht, der möglichst heiß getrunken werden sollte.

Doch Holunder kann viel mehr. In diesem Ratgeber erfahren Sie, welche Teile der vielseitigen Pflanze Ihrer Gesundheit gut tun und wie sie zu verwenden sind. Lernen Sie die Möglichkeiten kennen, mithilfe der Blüten und Beeren Ihr Immunsystem zu kräftigen oder beispielsweise Ihre Haut zu pflegen. Sie werden feststellen, dass der Schwarze Holunder – richtig genutzt – eine natürliche Hausapotheke sein kann. Darüber hinaus sind Beeren, Blüten und Saft äußerst schmackhaft und sollten einen festen Platz in Ihren ganz persönlichen Rezepten erhalten. Probieren Sie Holundersekt oder -suppe, Fliedermus oder -pfannkuchen.

Sie werden in diesem Büchlein einiges über die Inhaltsstoffe der Pflanze erfahren, die ihre Heilkraft so wunderbar entfalten. Aber Achtung: Sie werden auch sehen, dass der falsche Umgang mit Holunder Gefahren birgt. Im rohen Zustand sind die Beeren zum Beispiel nur mit äußerster Vorsicht zu genießen. Lernen Sie, die Vorzüge des Multitalents für sich zu nutzen – Sie werden begeistert sein.

Holunder zum Kennenlernen

Botanik

In diesem Ratgeber geht es in erster Linie um den so genannten Schwarzen Holunder. Es gibt allerdings ungefähr 20 weitere Arten, wie zum Beispiel den Trauben-Holunder, auch Roter Holunder genannt, der in Bergwäldern beheimatet ist, den Zwerg-Holunder, auch als Attich bekannt, oder den Kanadischen Holunder mit seinen extrem großen Blütendolden. Sie alle gehören zur Familie der Geißblattgewächse (Caprifoliaceae). Der lateinische Name lautet Sambucus, im Falle des Schwarzen Holunder Sambucus nigra. Wenn Sie jetzt unwillkürlich an das alkoholische, nach Lakritze schmeckende Getränk Sambuca denken, so liegen Sie ganz richtig. Tatsächlich erhält der italienische Likör seinen Namen vom Holunder, der als ein

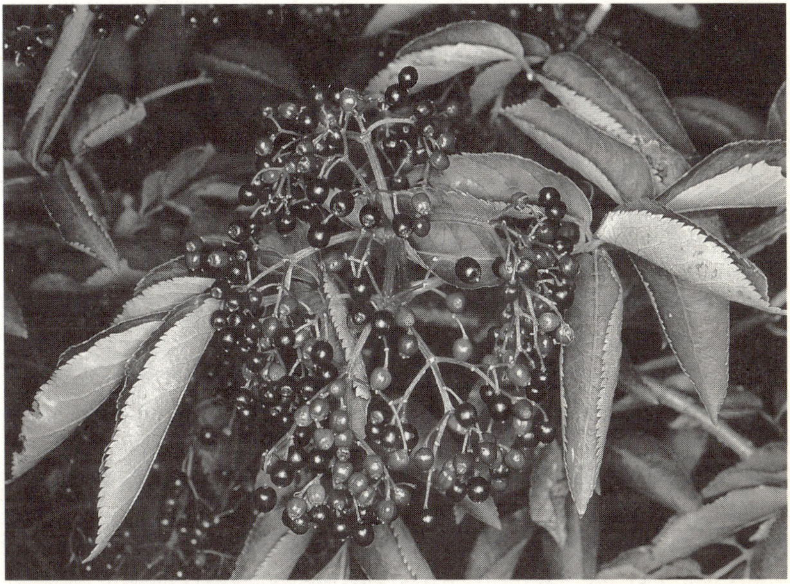

Beeren des Schwarzen Holunders

Bestandteil den Geschmack nicht unwesentlich beeinflusst. Je nach Sorte findet man Sträucher von ein bis zwei Metern Höhe. Beim Schwarzen Holunder, übrigens auch als Deutscher Flieder bezeichnet, handelt es sich um Bäume, die bis zu sieben Metern hoch werden können. Auffallend ist die Rinde, die recht gleichmäßig von kleinen „Warzen" überzogen ist. An den markreichen Ästen sprießen zartgrüne Blätter, sobald die ersten Sonnenstrahlen den Winter vertreiben. Von Mai bis Juli blüht der Busch dann gelblichweiß. Für viele Menschen zeigt die beginnende Holunderblüte den Frühsommer an. Die hellen Blüten hängen in Trugdolden beieinander. Daraus entwickeln sich im Herbst schwarze bis schwarzviolette Beeren, die fast bis in den Winter hinein geerntet werden können. Tatsächlich lohnt es sich, von August bis November stets ein Körbchen oder eine Papiertüte zum Wald- und Wiesenspaziergang mitzunehmen. Anzutreffen ist der Sambucus nigra übrigens an Gebüschen, Wald- und Wegrändern, in norddeutschen Knicks, an den Ufern kleiner Seen und auf Wiesen. Der Baum gibt sich mit fast jedem Boden zufrieden und verträgt sowohl Sonne als auch Schatten. Der starken Ausschlagsfähigkeit der Wurzeln verdankt er es, dass er immer wieder treibt, sogar wenn er mehrfach abgeholzt wurde. Selbst in Großstädten und Industriegebieten findet man Holunderbüsche oder kann sie kultivieren. Wie kaum ein anderes Gewächs sind sie immun gegen Säure- und Rußniederschlag. Man sagt der anspruchslosen Pflanze sogar nach, dass sie gerade in industriell belasteten Gebieten für eine Luftverbesserung sorgt.

Inhaltsstoffe

Schon der Reichtum der Pflanze an Vitaminen ist beeindruckend. So sind Vitamin A, B1, B6 und Vitamin C zum Beispiel in großer Menge enthalten. Man geht davon aus, dass mit einem Glas Holundersaft täglich der Bedarf eines erwachsenen Menschen an Vitamin C zu zwei Drittel gedeckt wird. Hinzu kommt die Versorgung mit wichtigen Mineralstoffen. In den Beeren findet man Kalium, was für die Funktion unserer Muskeln ebenso wichtig ist wie für die Strapazierfähigkeit des Nervensystems. Auch Magnesium ist enthalten. Dieses Mineral bietet sinnvollen Schutz vor Arterienverkalkung und ist gerade für Herzpatienten empfehlenswert. Ein weiterer Bestandteil der Beeren ist Kalzium, das im Wachstum eine große Rolle spielt. Kalzium sorgt dafür, dass sich Knochen bilden und die Zellteilung reibungslos funktioniert. Auch Eisen sei genannt. Es ist im menschlichen Körper im roten Blutfarbstoff, dem Hämoglobin, enthalten und regelt zum Beispiel den Sauerstofftransport von der Lunge in die Zellen. Außerdem findet man es in verschiedenen Enzymen, die an den unterschiedlichsten Körperfunktionen beteiligt sind. Eisenmangel führt in erster Linie zu Blutarmut, die sich als Schwächezustand bemerkbar machen kann. Wie bereits erwähnt zeichnen sich nicht nur die Früchte, sondern schon die Blüten durch ihre Heilkraft aus. Hierfür sind die unterschiedlichsten Stoffe verantwortlich. In erster Linie sind ätherische Öle, Gerbsäuren und so genannte sekundäre Pflanzenstoffe zu nennen. Im Einzelnen handelt es sich um Glykoside, Rutin, Cholin und Sambunigrin. Ich will Sie nicht mit den Einzelheiten der Chemie belasten. Nur so viel sollten Sie wissen: Als Glykoside bezeichnet man Verbindungen verschiedener Zuckerarten (Glykose oder auch Glucose = Traubenzucker) mit zuckerfremden Stoffen. Sie kommen häufig in Pflanzenfarbstoffen vor. In der Rinde und auch den Blättern des Holunders hat man ein Glykosid gefunden, das Blausäure abspaltet. Dass es ebenfalls in unreifen Beeren vorkommen soll, erklärt, dass vor dem Genuss gewarnt wird. Auch wenn so mancher abwiegelt und die Wirkung auf die leichte Schulter nimmt, bedenken Sie, dass das Einnehmen von Blausäure und Blausäure abspaltenden Verbindungen bereits in geringen Dosen tödlich verlaufen kann. Das Gift bindet sich an das Hämoglobin und stört die Sauerstoffversorgung des Organismus. Es kann daher schnell zum Erstickungstod kommen. Sicher ist nicht damit zu rechnen, dass man nach dem Verzehr von einzelnen rohen Fliederbeeren bereits mit derartigen Konsequenzen rechnen muss. Empfindlichen Mägen kann der Genuss jedoch schnell zu schaffen machen. Und das Verspeisen größerer Mengen kann tatsächlich höchst unangenehme Folgen haben. Als Inhaltsstoff der Blüten ist das Cholin hervorzuheben, ein Pflanzenwirkstoff mit vielen positiven Eigenschaften für den Menschen. Es mindert die Fettablagerung im Körper und senkt den Blutdruck. Wegen dieser höchst sinnvollen Fähigkeiten, die gerade bei zahlreichen Zivilisationskrankheiten gefragt sind, stellen pharmazeutische Betriebe Cholin künstlich her und fügen es Medikamenten bei, die Leber- und Krebsleiden lindern sollen. Zum Schluss noch ein Wort zu den Gerbstoffen. Sie schützen Haut und Schleimhäute und haben eine zusammenziehende Wirkung. Die macht man sich beispielsweise bei Durchfall und inneren Blutungen zu Nutze. Auch äußerlich ist dieser Effekt nutzbar, und zwar bei Verbrennungen und Wunden, die nicht heilen wollen.

Ernte und Verarbeitung

Vermutlich werden Sie sich hauptsächlich für den Umgang mit den Blüten und Früchten des Holunderstrauchs interessieren. Zweifellos werden Sie dabei die gebräuchlichsten Anwendungsmethoden finden. Wie bereits erwähnt, können aber auch Blätter, Rinde und sogar das Mark des Baumes, das sich in größeren Zweigen befindet, geerntet und verarbeitet werden. Die Blätter werden möglichst früh gepflückt, wenn sie noch jung und zartgrün sind. Falls Sie auch mit der Rinde arbeiten möchten, sollten Sie auch hier darauf achten, junge Zweige auszuwählen, um die Rinde herunterzuschälen. Beides wird dann an der Luft gründlich getrocknet. Ähnlich verfährt man mit den stark duftenden Blüten. Schneiden Sie ganze Dolden ab und lassen Sie diese, je nach weiterer Verwendung, trocknen. Nach dem ersten Trockenvorgang, der möglichst an einem leicht zugigen Ort vonstatten gehen sollte, werden grobe Stiele entfernt und die zurückbleibenden Blüten zerkleinert. Lassen Sie die Blütenteile nochmals gründlich austrocknen. Anschließend können Sie sie in dicht schließenden Behältern aufbewahren und beispielsweise für die Teezubereitung verwenden. Natürlich gibt es auch Rezepte, bei denen Sie die Dolden direkt frisch nach der Ernte verwenden. Wer es auf die Beeren des Holunderstrauchs abgesehen hat, schneidet oder bricht ebenfalls ganze Dolden ab. Warten Sie mit der Ernte, bis die Früchte sehr dunkel, fast schwarz sind. Ungeduld wird bestraft. Noch rötlich leuchtende Beeren sind weder bekömmlich noch schmackhaft. Übrigens schützt geduldiges Abwarten auch vor der Verwechslung des Schwarzen Holunders mit dem Roten Holunder, dessen Früchte nicht genießbar sind. Sie behalten eine korallenrote Farbe und werden nie dunkel. Ein weiteres

Unterscheidungsmerkmal ist, dass die Beeren nicht in Dolden, sondern in Trauben hängen, wodurch der Rote Holunder auch den Namen Trauben-Holunder hat. Nach der Ernte werden die Früchte gewaschen und mithilfe einer Gabel vorsichtig von den Dolden gelöst. Machen Sie sich die Mühe, unreife Beeren vor der weiteren Verarbeitung auszusortieren, damit Sie am Ende eine wirklich ungetrübte Qualität genießen können.

Der natürliche Feind – die Blattlaus

Wie bereits erwähnt, ist Holunder eine ausgesprochen widerstandsfähige Pflanze. Hartnäckig wächst sie selbst dann nach, wenn sie mehrfach abgeschlagen wurde. Und auch die Schadstoffe, die heutzutage gerade in Industrieregionen in der Luft sind, können ihr kaum etwas anhaben. Und doch gibt es einen Feind, der den Strauch zwar nicht unbedingt zerstört, ihn aber empfindlich angreifen kann. Außerdem verdirbt er dem Menschen die Freude an der Nutzung gründlich. Die Rede ist von der Blattlaus. Es gibt etwa 3 000 verschiedene Unterarten. Sie bevölkern ihre Wirtspflanze in Kolonien, saugen den Pflanzensaft und sind Überträger von Viruskrankheiten. Durch das Saugen bringen Sie dem Holunder Bisswunden bei, die jedoch eher zu vernachlässigen sind, da sie nicht, wie bei anderen Insekten, von großen Rüsseln verursacht wurden. Im Speichel der Blattläuse befinden sich jedoch Enzyme, die auf die Pflanze giftig wirken können. Fleckenbildungen und das Aufrollen der Blätter können sichtbare Folgen sein. Schlimmer noch ist die erwähnte Übertragung von Krankheiten. Gerade Blattläuse sind in der Lage, mehrere Viren gleichzeitig auf ihren Wirt zu übertragen. Die Schäden, die hieraus resultieren, können erheblich sein.
Hüten Sie sich davor, Blattläuse mit Gift zu bekämpfen. Bei Zierpflanzen mag das eine akzeptable Lösung sein, wenn auch da biologisch unbedenkliche Methoden vorgezogen werden sollten. Bei Nutzpflanzen ist der Einsatz von Gift allerdings extrem ungeeignet, da sich Rückstände davon auf Blättern, Blüten und Früchten festsetzen. Sie können sich leicht vorstellen, dass die Verwendung solcher belasteter Pflanzenteile nicht empfehlenswert ist. Wählen Sie daher zunächst immer sanfte Methoden, um die Schädlinge

zu beseitigen. Am besten ist natürlich, sie beugen dem Befall vor. Eine gute Möglichkeit ist das Pflanzen von Heilkräutern um den Holunderbaum herum. Wermut, aber auch die meisten anderen Kräuter sind recht einfach zu kultivieren und werden von zahlreichen Schadinsekten gemieden. Speziell gegen die Blutlaus können Sie mit Kapuzinerkresse vorgehen. Säen Sie diese locker um den Stamm aus. Haben sich trotz aller Vorsichtsmaßnahmen Blattläuse in Ihrem Holunderstrauch angesiedelt, kann Ihnen Brennnessel vielleicht helfen. Zu Unrecht gilt diese Pflanze als Unkraut. Der Vorteil: Man findet sie in Wäldern und auf Wiesen in Massen, hat also keine Schwierigkeiten, große Mengen zu beschaffen. Ernten Sie im Frühling oder Sommer die Stengel und Blätter, noch bevor die Brennnessel Samen bekommt. Legen Sie die frischen Blätter etwa zehn Stunden in kaltes Wasser. Wenn Sie es eilig haben, können Sie die Flüssigkeit auch schon früher benutzen. Drei Stunden ist allerdings das absolute Minimum zum Durchziehen. Länger als einen Tag sollten die Blätter dagegen nicht im Wasser liegen bleiben. Sieben Sie nach der Ruhezeit die Flüssigkeit durch und füllen Sie sie in eine Blumenspritze. Damit sollten alle befallenen Stellen gründlich eingesprüht werden. Die Vorzüge einer solchen biologischen Methode liegen auf der Hand. Sie verursacht keine unerwünschten Nebenwirkungen für die Wirtspflanze. Außerdem ist das Mittel leicht und kostengünstig herzustellen. Allerdings muss man wissen, dass die Wirksamkeit mit der von Gift nicht mithalten kann. Deshalb ist es besonders wichtig, dass Sie Ihren Garten im Auge behalten. Sobald sich die ersten Anzeichen von Blattlausbefall zeigen, müssen Sie handeln. Dann sind die Erfolgsaussichten nicht schlecht. Wenn Sie erst mit dem Sprühen beginnen, wenn der Strauch schon dick mit den

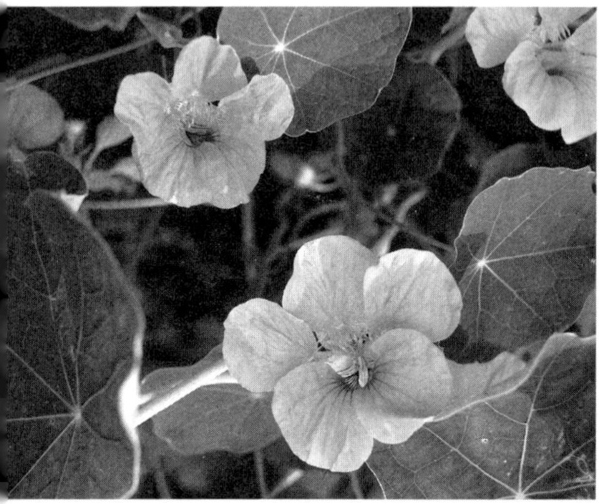

Kapuzinerkresse, um den Stamm gesät, kann Schädlingsbefall vorbeugen

Insekten besetzt ist, werden Sie unter Umständen mit der Brennnessel nichts mehr ausrichten können. Ein Tipp: Besprühen Sie den Holunder im Frühling ruhig vorbeugend, noch bevor Sie die erste Laus entdecken. Es gibt Hobbygärtner, die behaupten, der Schädling möge den beißenden Geruch der Brennnessel nicht. Allerdings gibt es leider auch Gegenstimmen, die beobachtet haben, dass die Tierchen sich gänzlich unbeeindruckt gezeigt haben. Das mag an der Vielfalt der existierenden Blattlausarten liegen. Eine weitere Pflanze bietet sich für eine vorbeugende Behandlung an: Es handelt sich um Farn. Rainfarn ist bei Bio-Gärtnern beispielsweise schon lange als Ungeziefer-Kraut bekannt. Allerdings setzt man ihn eher gegen Milben oder Pilzerkrankungen ein. Im Kampf gegen Blattläuse eignen sich Wurm- und Adlerfarn besser. Von Juni bis September können Sie die Blätter ernten. Sie werden entweder getrocknet oder direkt frisch verarbeitet. Stellen Sie eine Jauche oder Brühe her. Beide Flüssigkeiten kann man verdünnt spritzen, um den Befall zu verhindern. Wie bereits erwähnt, ist auch Wermut ein bekanntes Kraut im Kampf gegen Ungeziefer. Sammeln Sie es im Sommer, bevor es zu blühen anfängt. Sie können aus der getrockneten oder frischen Pflanze einen Tee oder eine Jauche bereiten und die Flüssigkeit in bekannter Weise zur Vorbeugung oder zur Bekämpfung sprühen.

Tipp: Viele der Kräuter kann man ohne großen Aufwand in einer Ecke des Gartens selbst ziehen. Wenn Sie sogar einen Nutzgarten zur Verfügung haben, sollten Sie Rhabarber anpflanzen. Die Stangen lassen sich zu köstlichem Kompott verarbeiten. Eine Jauche aus den Blättern hilft gegen einige Blattlausarten.

Biologische Pflanzenschutzmittel selbst gemacht

Hier finden Sie einige einfache Rezepte, die Ihnen helfen, eigene biologisch unbedenkliche Mittel zum Schutz Ihres Holunders herzustellen. Sie benötigen etwa 500 Gramm frische Pflanzenteile auf 5 Liter Wasser.

Brühe

Geben Sie Kraut oder Blätter mit dem Wasser in einen großen Topf und lassen Sie das ganze über Nacht ruhen. Am nächsten Tag kochen Sie die Mischung kurz auf und lassen sie eine halbe Stunde leicht köcheln. Nehmen Sie den Topf vom Herd und lassen Sie die Mischung abkühlen. Zum Schluss gießen Sie die Brühe durch einen feinen Filter oder ein sauberes Mulltuch. Die Flüssigkeit in eine Blumenspritze füllen und schnell verbrauchen.

Tee

Sie stellen Tee zur Schädlingsbekämpfung genauso her wie Ihren Kräutertee zum Trinken. Bringen Sie das Wasser zum Kochen und übergießen damit die Pflanzenteile. Wenn das verwendete Kraut in einem feinen Sieb ist, brauchen Sie anschließend nicht zu filtern, sondern können die Flüssigkeit direkt abkühlen lassen und in bekannter Weise verwenden. Die Herstellung von Tee ist bequem, einfach und geht schnell. Allerdings ist die Wirkung nicht so intensiv wie bei anderen Herstellungsverfahren.

Kalter Auszug

Wie bereits kurz beschrieben, legen Sie bei dieser Methode nur die Pflanzenteile in kaltes Wasser und lassen sie dort etwa zehn Stunden weichen. Beachten Sie, dass die Wirkstoffe mindestens drei Stunden Zeit brauchen, um an das Wasser abgegeben zu werden. Eine längere Zeit ist sicher empfehlenswert. Andererseits ist es nicht empfehlenswert, die Mischung länger als einen Tag ziehen zu lassen. Wer glaubt, mehr hilft auch mehr, liegt nicht unbedingt richtig. Es kann sogar dazu kommen, dass die Flüssigkeit zu gären anfängt. Dann ist sie unbrauchbar. Nach dem Durchsieben sollte auch der kalte Auszug umgehend verwendet werden.

Jauche

Um eine Jauche herzustellen, benötigen Sie ein großes Gefäß (kein Metall) und abgestandenes Leitungswasser. Wer eine Regentonne besitzt, sollte das Wasser dort entnehmen. Füllen Sie frische oder getrocknete Pflanzenteile in das Gefäß und gießen Sie das Wasser dazu. Der Bottich darf niemals bis zum Rand gefüllt sein, da die Jauche während der Gärung hochkommt.

Stellen Sie das Gefäß für ca. drei Wochen an einen warmen, möglichst sonnigen Platz. Wenn die Möglichkeit besteht, dass Kleintiere hineinfallen könnten, sollten Sie die Öffnung mit engem Maschendraht so verschließen, dass Sie sie jederzeit leicht wieder öffnen können. Einmal täglich rühren Sie die Mischung um. Heftige Schaumbildung ist ein Anzeichen dafür, dass die Gärung in vollem Gange ist. Bald danach wird sich die Flüssigkeit wieder klären. Dann ist die Jauche gebrauchsfertig. Ein Nachteil dieser Zubereitung ist der strenge Geruch. Andererseits ist es genau der, den viele Schädlinge nicht mögen. Außerdem ist die Jauche gut haltbar und wirkt recht intensiv. Sie sollten sich daher überwinden und den üblen Geruch ertragen. Gießen Sie die Jauche am besten direkt an die Wurzeln. Pflanzenrückstände stören nicht und dürfen gern verwendet werden.

Beschwerden von A–Z

Vielleicht sind Sie schon jetzt fasziniert vom Holunderstrauch, den Sie bisher möglicherweise gar nicht oder zu wenig beachtet haben. Wenn Sie in diesem Kapitel nun erfahren, wie vielfältig man seine Pflanzenteile zum Wohle der Gesundheit einsetzen kann, werden Sie ihn erst richtig schätzen. Denn er hilft längst nicht nur bei Erkältungskrankheiten, wofür er bekannt ist. Darüber hinaus finden Sie die verschiedenartigsten Beschwerdebilder, bei denen Holunder seine Heilwirkung wunderbar entfaltet. Natürlich müssen Sie sich bewusst sein, dass der Holunder, auch wenn er gern als ganzer Arzneischrank bezeichnet wird, kein Wunder- oder Allheilmittel ist. Die Wirkung ist von der richtigen Verarbeitung der Blüten und Beeren abhängig. Außerdem sei gesagt, dass natürliche Heilmittel meist sehr viel sanfter und deshalb auch langsamer Beschwerden bekämpfen als chemisch hergestellte Arzneien. Erwarten Sie also bitte nicht, dass nach dem Genuss einer Tasse Holundertee Ihre Leiden verschwinden. Hüten Sie sich bitte auch vor eigenen Diagnosen und Behandlungsplänen. Generell ist es zwar zu begrüßen, wenn ein Patient eigenverantwortlich handelt, sich mit seinem Körper beschäftigt und sich darum kümmert, welche natürlichen Mittel gut für ihn sind. Allerdings ist für so manche Diagnose eine Menge Fachwissen nötig. Deshalb: Bei undefinierbaren und ernsthaften Beschwerden sollten Sie unbedingt den Gang zum Arzt oder Heilpraktiker antreten. Auch leichte Erkrankungen wie Husten und Heiserkeit sollten untersucht werden, wenn sie Sie hartnäckig über einen langen Zeitraum plagen. Als Unterstützung einer Therapie oder auch als Intensivkur bei leichten Krankheiten ist Holunder innerlich und äußerlich absolut empfehlenswert. Das wusste schon der berühmte Pfarrer Kneipp. Und auch heute wird kein Fachmann dem widersprechen.

In diesem Kapitel können Sie alphabetisch nachschlagen, bei welchen Beschwerden Holunder einzusetzen ist. Sie erhalten ein paar Informationen über die entsprechende Krankheit bzw. das Symptom und erfahren, in welcher Form Sie die Heilpflanze anwenden. Darüber hinaus finden Sie den einen oder anderen ergänzenden Therapievorschlag auf natürlicher Basis. Im nächsten Kapitel sind die Rezepte für Tee, Salbe und Co aufgelistet.

Akne

Pickel und Mitesser im ganzen Gesicht und oft auch auf Brust und Rücken sind die typischen, leider gut sichtbaren Merkmale dieser Hautkrankheit. Die meisten werden in der Pubertät davon heimgesucht. Mit zunehmendem Alter verschwinden die Beschwerden. Man geht davon aus, dass die Hautdrüsen aufgrund hormoneller Veränderungen nicht richtig funktionieren. Im Normalfall brauchen Sie nicht viel zu unternehmen. Aus Gründen des Wohlbefindens empfiehlt es sich, unter Umständen eine leicht tönende Tagescreme zu verwenden, die die Pickel ein wenig verstecken kann. Ansonsten kommt es vor allem darauf an, dass die Haut gründlich, oft und schonend gereinigt wird.
Anwendung: Fertigen Sie aus den Blüten einen Aufguss an und lassen Sie ihn abkühlen. Damit reinigen Sie die betroffenen Hautstellen mehrmals täglich. Die Holunderblüten helfen der Haut nicht nur, schneller zu heilen, sondern machen sie auch zart und geschmeidig.

Albdrücken

Als Alb bezeichnet der Volksglauben einen Schreckgeist, der die Menschen nachts heimsucht. Man erzählt sich, dass er sich auf die Brust des Schlafenden setzt, was zum so genannten Albdrücken führt und Unwohlsein und sogar Atemnot mit sich bringt. Auch wenn heutzutage niemand mehr ernsthaft glaubt, dass die Beschwerden durch den nächtlichen Besuch eines Geistes ausgelöst werden, leiden doch viele unter unerklärlichen Angstzuständen bis hin zur Atemnot. Das Fatale daran ist, dass die Nerven nicht regenerieren können, was sie im Schlaf normalerweise tun. Es kann daher zu Erschöpfungszuständen und Beeinträchtigungen der Nervenfunktionen kommen. Im Kindesalter kommen Albdrücken und Albträume recht häufig vor. Hier lässt sich teilweise vorbeugen, indem dafür gesorgt wird, dass das Kind am Abend zur Ruhe kommt und vor dem Schlafengehen keiner großen Aufregung ausgesetzt ist.

Anwendung: Trinken Sie etwa eine Stunde, bevor Sie zu Bett gehen ein Glas Holundersaft oder -wein.
Ausserdem: Meiden Sie am Abend schwere Mahlzeiten. Schalten Sie bewusst ab und gönnen Sie sich mindestens 15 Minuten Ruhe, in denen Sie entweder Musik hören oder einfach nur die Ereignisse des Tages gedanklich verarbeiten. Sollten Sie häufig von beängstigenden Träumen gequält werden, probieren Sie doch mal folgendes Rezept: Füllen Sie 500 g getrocknetes Betonienkraut, auch als Heilziest bekannt, in einen alten Perlonstrumpf und legen Sie diesen dicht an Ihr Kopfkissen. Das Kraut beruhigt und stärkt das Zentralnervensystem.

Appetitlosigkeit

Unter normalen Umständen hat eine vorübergehende Appetitlosigkeit keine Bedeutung und bedarf keiner speziellen Behandlung. Tritt sie allerdings im Zusammenhang mit einer Erkrankung auf, sollte man ihr Beachtung schenken. Ein ohnehin schon geschwächter Körper sollte nicht zusätzlich durch mangelnde Ernährung belastet werden. Außerdem kann fehlender Appetit selbst ein Symptom für eine Krankheit sein. Störungen im Bereich des Magens und des Zwölffingerdarms äußern sich beispielsweise manchmal dadurch. Auch psychische Störungen können ursächlich beteiligt sein. Bei Depressionen tritt Appetitlosigkeit nicht selten so heftig auf, dass es zu einem immensen Gewichtsverlust kommt. Wer über einen langen Zeitraum unter fehlender oder mangelhafter Lust am Essen leidet, sollte auf jeden Fall etwas dagegen unternehmen.
Anwendung: Im Grunde kann man Griechenland als Wiege der Heilkunst bezeichnen, denn dort lebte Hippokrates, der Begründer der Heilkunde. Aber natürlich haben sich weltweit Menschen mit der Behandlung von Krankheiten beschäftigt. Aus Griechenland stammt jedenfalls die Empfehlung, Appetitlosigkeit mit Holunder zu bekämpfen. Nehmen Sie den Tee oder Saft regelmäßig zu sich. Man weiß heute nämlich, dass die Inhaltsstoffe des Holunders tatsächlich positiven Einfluss auf die Magensekretion haben.

Bindehautentzündung

Wie der Name schon sagt, verbindet die Bindehaut die Vorderfläche des Augapfels mit den Innenflächen der Augenlider. Ganz unterschiedliche Verursacher können eine Entzündung dieser Haut auslösen. Staub, Wind oder zu grelles Sonnenlicht sind mögliche Ursachen. Aber auch eine Verletzung oder eine Allergie können die Bindehautentzündung zur Folge haben. Typische Symptome sind juckende und tränende Augen. Im Normalfall wird ca. drei Tage mit entzündungshemmenden Augentropfen behandelt. Nur wenn Komplikationen auftreten und beispielsweise die Hornhaut in Mitleidenschaft gezogen wird, können irreparable Schäden entstehen.

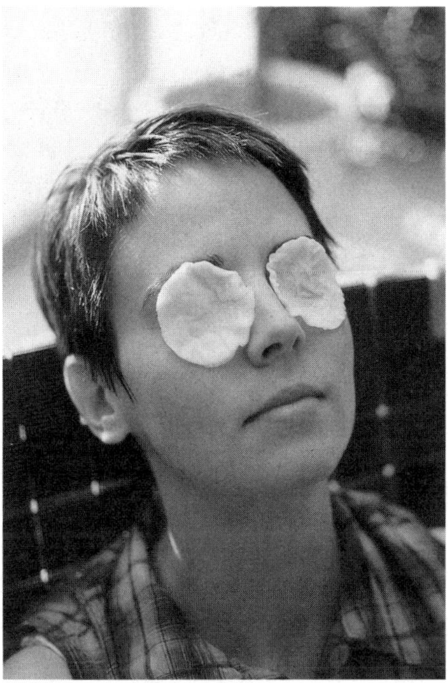

Augenbehandlung mit Tee

Anwendung: Holunder eignet sich zur Behandlung verschiedener Augenerkrankungen. Kompressen und Umschläge sind eine Möglichkeit der Benutzung. Aber auch ein Augenbad verschafft meist Erleichterung. Stellen Sie aus Holunderblüten einen Tee her, lassen Sie ihn einige Minuten ziehen und auf Zimmertemperatur abkühlen. Dann spülen Sie das betroffene Auge vorsichtig damit aus. Falls Sie einen Wattebausch zur Hilfe nehmen und beide Augen behandeln wollen, rate ich Ihnen dringend, pro Auge ein Stück Watte zu verwenden. Sie riskieren sonst, die Entzündung von einem auf das andere Auge zu übertragen.

Brennende Augen

Viele Berufe fordern heute, dass man lange vor dem Bildschirm sitzt. Auch wenn Monitore längst nicht mehr so schädlich für die Augen sind, wie noch vor wenigen Jahren, können dennoch Beschwerden auftreten. Häufig brennen die Augen und werden müde. Man sieht nicht mehr klar, sondern verschwommen. Auch ein Gefühl, als habe sich ein Sandkorn zwischen Augapfel und Lid festgesetzt, kann von zu langer Bildschirmarbeit kommen.

Anwendung: Kochen Sie sich einen Tee aus Holunderblüten. Lassen Sie ihn bis auf Zimmertemperatur abkühlen und benutzen Sie ihn als Augenbad. Wenn Sie mit der Ausführung Schwierigkeiten haben, können Sie auch einen Wattebausch in den Sud tauchen und damit vorsichtig das Auge betupfen.

Bronchitis

Um Luft in die Lungen befördern zu können, hat unser Körper nicht nur die Luftröhre, sondern die dazugehörigen zahlreichen Verästelungen, die so genannten Bronchien. Sie sind von Schleimhäuten überzogen. Kommt es hier zu einer Entzündung, spricht man von einer Bronchitis. Es kann vorkommen, dass auch die Luftröhre betroffen ist. Dann haben Sie es mit einer Tracheo-Bronchitis (Trachea = Luftröhre) zu tun. Typische Merkmale der Erkrankung sind Husten und Halsschmerzen. Der Husten kann mit Auswurf erfolgen. Beim Atmen machen sich nicht selten Schmerzen im Brustkorb bemerkbar. Eine Bronchitis muss nicht nur behandelt werden, weil sie extrem lästig ist. Viel größer ist die Notwendigkeit, weil sich daraus ein chronischer Husten entwickeln kann.

Anwendung: Schon im Anfangsstadium sollten Sie eine Kur mit Holundertee machen. Bereiten Sie das Getränk aus Blüten zu und süßen Sie nach Geschmack mit Honig oder Ahornsirup. Trinken Sie davon stündlich, mindestens aber alle zwei Stunden eine Tasse.

Ekzem

Als Ekzem bezeichnet man eine entzündete, juckende und oftmals auch nässende Hautstelle. Vielfach findet man darauf Bläschen, die austrocknen und eine Kruste bilden. Mögliche Auslöser sind Allergien oder die Berührung mit einem Giftstoff. Teilweise entsteht ein Ekzem aber auch, ohne dass ein Grund dafür genannt werden könnte.

Anwendung: Kochen Sie eine Handvoll Holunderblätter in einem Liter Wasser auf. Lassen Sie die Mischung ein paar Minuten ziehen. Dann tauchen Sie entweder ein sauberes Leinen- oder Baumwolltuch hinein und legen das auf die betroffene Hautpartie. Oder Sie platzieren die Blätter direkt auf dem Ekzem und machen Sie mit einem feuchten heißen Tuch fest.

Ausserdem: Hygiene ist wichtig. Wenn Sie viel mit den Fingern an dem Ekzem sind, riskieren Sie, dass Bakterien eindringen und die Entzündung verschlimmern. Außerdem sorgen Sie damit möglicherweise für eine Ausbreitung an anderen Stellen des Körpers.

Erkältung

Meistens erwischt es uns im Frühling oder Herbst: Wir fangen an zu niesen und zu husten und fühlen uns abgeschlagen. Eine Erkältung macht sich breit. Viele Menschen glauben, der häufigste Auslöser sei Kälte oder Feuchtigkeit. Meistens spielt jedoch der Temperaturwechsel die viel größere Rolle. Wir genießen die ersten oder letzten Sonnenstrahlen des Jahres, laufen leicht bekleidet herum. Wenn es dann abends empfindlich abkühlt, sind wir darauf nicht vorbereitet. Das Ergebnis sind Infekte der Atemwege, also von Mund, Nase und Rachen.

Anwendung: Kochen Sie sich einen Tee aus Holunderblüten. Er wirkt schweißtreibend und stärkt ihren Organismus mit vielen Vitaminen. Trinken Sie davon im Laufe des Tages ruhig mehrere Tassen. Eine gute Mischung ergibt sich, wenn Sie die Blüten zusammen mit Pfefferminze aufkochen.

Ausserdem: Je besser Ihr Immunsystem funktioniert, desto seltener werden Sie überhaupt von einer Erkältung heimgesucht. Tun Sie deshalb schon vorbeugend etwas, indem Sie beispielsweise regelmäßig in die Sauna gehen. Auch eine kalte Dusche am Morgen bietet sich an.

Frostbeulen

Auch bei noch so starker Kälte kann nicht jeder Frostbeulen bekommen. Die Voraussetzung dafür ist eine krankhafte Überempfindlichkeit der Hautgefäße. Ist diese bei Ihnen vorhanden, kann es bei wiederholter und andauernder Einwirkung von Kälte und Nässe zu roten oder blau schimmernden Schwellungen der Haut kommen. Sie zeigen sich meistens an den Beinen, den Zehen, den Fingern, der Nase und den Ohren und machen sich durch brennende oder juckende Schmerzen bemerkbar. Im Grunde müssen Sie sich keine Sorgen machen, denn die Beulen sind nicht gefährlich. Dennoch sollten Sie unbedingt zum Arzt gehen, wenn Sie die beschriebenen Hauterscheinungen erstmals an Ihrem Körper entdecken. Lassen Sie sicherstellen, dass es sich tatsächlich um Frostbeulen und nicht um ein schwerere Hautkrankheit handelt.
Anwendung: Bei einer Erfrierung dürfte man den Patienten und vor allem die betroffenen Hautpartien nur langsam aufwärmen. Das ist bei Frostbeulen nicht so. Allerdings kann es auch hier als unangenehm empfunden werden, wenn die Haut zu großer Hitze ausgesetzt wird. Machen Sie lauwarme Umschläge oder reiben Sie die Schwellungen vorsichtig mit Salbe oder Tinktur ein und wickeln Sie anschließend ein Handtuch oder eine Decke um den Körper, damit er langsam warm wird. Auch eine Tasse heißer Holundertee ist angebracht, damit gar nicht erst eine Erkältung entsteht.
Ausserdem: Erfahrungsgemäß helfen auch Wechselbäder sehr gut. Füllen Sie sich eine Schüssel mit warmem (nicht heiß!) und eine mit kaltem Wasser. Baden Sie Hände oder Füße zunächst drei Minuten warm, dann eine Minute kalt. Diesen Wechsel wiederholen Sie etwa eine halbe Stunde. Sind Nase oder Ohren betroffen, können Sie mit Tüchern, die Sie in warmes bzw. kaltes Wasser tauchen, einen ähnlichen Effekt erreichen.

Gerstenkorn

Ein so genanntes Gerstenkorn kann als Folge einer Bindehaut- oder Lidentzündung am Ober- oder Unterlid entstehen. Im Normalfall verschwindet es nach einigen Tagen von allein. Durch eine Behandlung mit natürlichen Präparaten kann man den Heilungsprozess unterstützen. Auch eine Augensalbe und in schweren Fällen sogar ein Antibiotikum kann vom Arzt verabreicht werden.
Anwendung: Die englische Volksmedizin therapiert ein Gerstenkorn mit Umschlägen oder Kompressen aus Holunderblüten.

Geschwollene Füße

Wer im Beruf den ganzen Tag stehen muss, kennt das Problem: Abends schwellen Füße und Knöchel an und fühlen sich überbeansprucht an. Auch wenn geschwollene Füße keine Erkrankung an sich darstellen, sind sie doch unangenehm. Außerdem können sie ein Symptom für allmähliches Herzversagen sein. Wenn die Ursachen für das Anschwellen unbekannt sind und Sie zusätzlich andere Beschwerden oder Auffälligkeiten beobachten, sollten Sie mit einem Arzt darüber sprechen.
Anwendung: Ein Wickel mit Holunderblüten bringt meistens Linderung. Sie benötigen 50 g der hellen Blüten und fügen die gleiche Menge Lindenblüten hinzu. Kochen Sie daraus mit einem Liter Wasser einen Aufguss. Wenn der vollständig abgekühlt ist, seihen Sie die Flüssigkeit ab und mischen vier Esslöffel Apfelessig sowie einen Esslöffel Honig darunter. Tauchen Sie ein Baumwoll- oder Leinentuch in die Flüssigkeit, wringen Sie es kurz aus und wickeln Sie es um beide Füße und Knöchel. Eine halbe Stunde wirken lassen. Sollten Sie das Gefühl haben, das Tuch wird zu trocken, können Sie es erneut mit dem Sud anfeuchten.

Gicht

Diese äußerst schmerzhafte Gelenkerkrankung hat unterschiedliche Ursachen. Meistens kommt es erst durch das Zusammenspiel mehrerer auslösender Faktoren zum Ausbruch der Beschwerden. In jedem Fall ist die Gicht auf Störungen im Stoffwechsel zurückzuführen. Männer werden davon öfter heimgesucht als Frauen. Ein Merkmal der Krankheit ist, dass überschüssige Harnsäure in Knorpeln, Knochen, der Haut und anderen Geweben abgelagert wird. Dadurch entstehen erhebliche Funktionsstörungen. Manchmal kommt es auch in den Nieren zu Harnsäureablagerungen. Das kann dazu führen, dass das Organ nicht mehr ausreichend arbeiten kann und der Körper allmählich vergiftet wird.

ANWENDUNG: Eine Kur mit Holundertee empfiehlt sich schon deshalb, weil damit der Stoffwechsel leicht unterstützt wird. Außerdem spült man damit die Nieren gründlich durch. Auch Fußbäder mit überbrühten Holunderblüten haben, regelmäßig angewendet, gute Erfolge gezeigt. Sie lindern recht schnell die Schmerzen.

AUSSERDEM: Ein weiteres natürliches Mittel gegen die Gicht sind Heidelbeeren. Sowohl die rohen Früchte als auch ein Tee aus Wurzeln und Blättern haben eine gute Wirkung. Es sei darauf hingewiesen, dass die Gicht früher als Krankheit der Reichen bezeichnet wurde. Das kommt daher, dass besonders Menschen, die viel Fleisch essen und reichlich Alkohol konsumieren, davon befallen werden. Auch heute noch kann man beobachten, dass Gichtanfälle häufig ein paar Stunden nach einem schweren Essen oder nach heftigem Alkoholgenuss auftreten. Eine gesunde Lebensweise mit viel Gemüse und Obst, dafür aber wenig alkoholischen Getränken kann der Krankheit vorbeugen oder sie zumindest lindern.

Grippe

Bei der Grippe handelt es sich um eine Erkrankung, die häufig unterschätzt wird. Viele Menschen ignorieren die Symptome und behandeln sich nicht ausreichend, weil sie glauben, nur erkältet zu sein. In der Tat sind die Anzeichen sehr ähnlich. Auch beim grippalen Infekt treten Husten, Schnupfen und Halsschmerzen auf. Außerdem entzünden sich die Schleimhäute des gesamten Atemapparates. Im Gegensatz zur einfachen Erkältung kommen bei der Grippe oft hohes Fieber, Kopf- und Gliederschmerzen und Appetitlosigkeit hinzu. Wenn die Krankheit nicht auskuriert wird, kann sie eine Entzündung der Bronchien oder gar der Lunge auslösen. Ein im Grunde kräftiger Organismus mit stabilem Immunsystem kann sich bei richtiger Behandlung wehren. Sollte Ihre Abwehr jedoch geschwächt sein, können Sie sich bei einer drohenden Grippewelle impfen lassen. Dabei müssen Sie allerdings bedenken, dass es unterschiedliche Viren gibt, die die Erkrankung auslösen. Eine Impfung schützt jedoch immer nur gegen bestimmte Virustypen, sodass Sie keine 100 %ige Sicherheit haben.

Anwendung: Das auftretende Fieber ist an sich schon eine Abwehrreaktion des Körpers. Sie können es mit schweißtreibenden Mitteln unterstützen. Damit erreichen Sie, dass die Giftausscheidung erhöht und die Reinigung des Organismus von Viren beschleunigt wird. Hierzu eignet sich vor allem der Holunder. Trinken Sie alle zwei Stunden eine Tasse Tee oder Saft so heiß wie möglich.

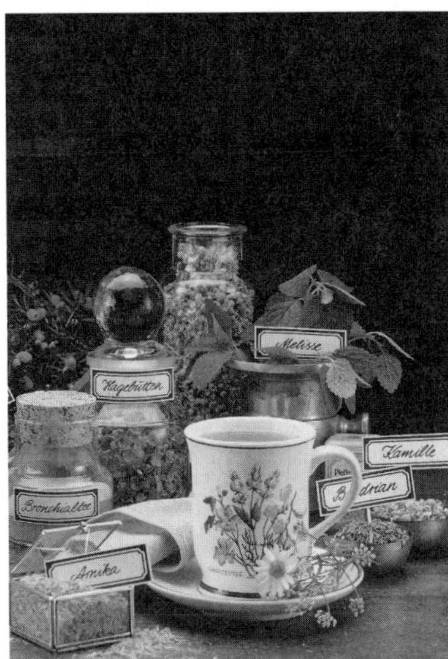

Schweißtreibender Tee

Ausserdem: Ätherisches Kieferöl ist bei Grippe eine Wohltat, denn es wirkt zweifach. Reiben Sie sich mit einer Mischung aus 100 ml Mandel- oder Jojobaöl (oder ein einfaches Speiseöl) und zehn Tropfen Essenz Brust und Rücken ein. Das automatische Inhalieren der Dämpfe wirkt schleimlösend und die Gliederschmerzen werden durch die entkrampfende Wirkung des Kieferöls gelindert.

Halsentzündung

Meist ist das Gewebe um die Mandeln betroffen oder die Schleimhäute sind von einer Infektion befallen. Dies kann sich natürlich durch Kratzen und Schmerzen im Hals, aber auch durch Schüttelfrost und Fieber bemerkbar machen. Wichtig ist, dass die Schleimhäute gestärkt werden. Holunderblüten helfen hierbei und sorgen dafür, dass die Entzündung abklingt.
Anwendung: Trinken Sie am besten alle zwei Stunden eine Tasse Holundertee oder auch Holundersaft so heiß wie möglich.
Ausserdem: Das australische Teebaumöl ist äußerst wirksam gegen Viren, Bakterien und Pilze. Um die Luft von den auslösenden Bakterien zu reinigen, kann man es in eine Duftlampe geben. Reiben Sie ruhig den Hals mit Holunderessig ab, dem Sie drei bis vier Tropfen Teebaumöl zugefügt haben.

Heuschnupfen

Diese spezielle Form des Schnupfens wird durch eine Überempfindlichkeit gegen Pollen oder Pilzsporen ausgelöst. Die Nase juckt und läuft. Der Betroffene muss häufig niesen. Leider bleibt es meistens nicht bei diesen Symptomen. Hinzu kommen juckende und oft stark tränende Augen.
Anwendung: Weder Holunder noch eine andere Heilpflanze kann Sie von einer Allergie befreien. Die Symptome können jedoch wenigstens gemildert werden. Der Tee aus Holunderblüten mag zum Beispiel Erleichterung verschaffen. Auch eine Mischung aus Holunder und Augentrost kann getrunken werden. Am besten jeweils eine Tasse morgens, mittags und abends.
Ausserdem: Wie bei allen Allergien sollten Sie auch bei einer Pollen- oder Pilzsporenüberempfindlichkeit mit einem Arzt oder Heilpraktiker darüber sprechen, ob eine Desensibilisierung möglich ist. In vielen Fällen hat eine solche Therapie Erfolg und Sie sind ganz und gar von der Allergie erlöst. Funktioniert das nicht, ist es ratsam, die Pollenflugvorhersage zu beachten. An Tagen mit hoher Pollenbelastung bleiben Sie am besten im Haus.

Idealerweise lüften Sie morgens sehr früh und verschließen anschließend bis zum Abend Fenster und Türen. Je weniger Auslöser, desto geringer zeigen sich natürlich die Symptome.

Husten

Im Grunde ist Husten nur ein Symptom, das sowohl bei einer Bronchitis, einer Erkältung oder einer Grippe auftauchen kann. Trotzdem führe ich Husten gesondert auf. Gerade weil er nämlich so viel verschiedene Ursachen haben kann, sollten Sie ihn auf jeden Fall ernst nehmen. Wer bei typischem Schmuddelwetter ein paar Mal hustet, braucht sich keine Sorgen zu machen. Dauerhusten ist jedoch unbedingt ein Anlass, sich einmal gründlich untersuchen zu lassen.
Anwendung: Da Holunder die Körperabwehr stärkt und dem Organismus mit den vielen Vitaminen gut tut, sollten Sie ruhig täglich einige Tassen davon trinken. Dieses Rezept ist übrigens nicht nur in Europa seit Jahren bekannt und bewährt, sondern wird auch von den Indianern Nordamerikas seit jeher genutzt.
Ausserdem: Reiben Sie sich Brust und Rücken mit Eukalyptus ein. Auch ein heißes Bad mit einem Zusatz aus Eukalyptus lindert den Hustenreiz. Anschließend am besten gleich ins Bett legen und gut zudecken. Dazu eine Tasse Holundertee hilft beim Einschlafen und unterstützt das Schwitzen.

Ischiasschmerzen

Das Ausbreitungsgebiet des Ischiasnervs ist leider sehr groß, was man zu spüren bekommt, wenn er beispielsweise durch einen mechanischen Reiz schmerzt. Auslöser kann ein Bandscheibenvorfall sein. Die Schmerzen machen sich in der Lendenmuskulatur bemerkbar und strahlen über das Gesäß bis ins Bein aus. In schlimmen Fällen können sie sogar bis zu den Füßen hinunterreichen.

Anwendung: Für die innerliche Anwendung empfiehlt sich Holundersaft. Trinken Sie täglich ein Glas kalt oder warm. Auch äußerlich findet Holunder Verwendung. Stellen Sie sich beispielsweise einen Holunderessig her, mit dem Sie die schmerzenden Bereiche einreiben können. Auch Auflagen mit in Holunderessig getränkten Tüchern kommen infrage. Übrigens kann die heilende Flüssigkeit auch eingenommen werden. Wegen des besseren Geschmacks ist der Saft allerdings vorzuziehen.

Katarr

Die Atemwege des Menschen sind vollständig mit Schleimhäuten bedeckt. Kommt es in den oberen Luftwegen zu einer Entzündung dieser Häute, spricht man von einem Katarr. Ein typisches Symptom ist die Schleimausscheidung. In schweren Fällen kann der Auswurf mit Eiter vermischt sein.
Anwendung: Tee oder Saft vom Holunder heiß trinken.
Ausserdem: Inhalation mit Kamille oder Pfefferminz können erleichternd wirken. Brühen Sie mit vier bis fünf Litern Wasser eine Handvoll Kamillenblüten auf. Geben Sie alles in eine große Schüssel und beugen Sie den Kopf darüber. Für eine intensive Wirkung bedecken Sie Kopf und Schale mit einem Handtuch. Nun können Sie die wohltuenden Dämpfe einatmen. Besonders angenehm ist diese Anwendung, wenn Sie der Mischung zwei bis drei Tropfen ätherisches Pfefferminzöl zufügen.

Kopfschmerzen

Die Beschwerden an sich sind keine eigenständige Krankheit, sondern immer ein Zeichen dafür, dass im Körper etwas nicht in Ordnung ist. Wo die Störung liegt, kann man manchmal nicht sagen. Wer seinen Körper aber gut kennt und beobachtet, wird möglicherweise einen Zusammenhang erkennen. Dann ist es natürlich viel leichter, das richtige Mittel auszuwählen. Den Griff zur Schmerztablette sollten Sie vermeiden. Damit unterdrücken Sie lediglich ein Signal des Körpers und betäuben sich. Die Ursache bleibt jedoch unangetastet.

Anwendung: In einigen Fällen kann Holunder Kopfschmerzen lindern, nämlich dann, wenn diese durch nervliche Fehlfunktionen ausgelöst wurden. Machen Sie es sich mit einem Tee aus Holunderblüten gemütlich. Wichtig ist, dass Sie auch zur Ruhe kommen, Lärm und grelles Licht ausschalten.

Ausserdem: Ätherische Öle wirken sich extrem gut auf unser Nervensystem aus. Da Kopfschmerzen oft eine Folge von seelischer und körperlicher Verspannung sind, sollten Sie es mal mit einer Aromatherapie versuchen. Benutzen Sie das Duftöl als Badezusatz oder stellen Sie eine Duftlampe auf. Es ist auch möglich, zwei Tropfen in eine Tasse Holundertee zu geben und die Mischung heiß zu trinken. Empfehlenswert ist Lavendel. Mit einem Tropfen Pfefferminzöl können Sie die Schläfen einmassieren. Laut einer Universitätsstudie hilft das bei Verspannungskopfschmerzen oft besser als eine Tablette.

Migräne

Bei dieser Krankheit, deren genauer Auslöser leider bis heute unbekannt ist, handelt es sich um schwere Formen von Kopfschmerzen. Begleitet werden diese regelrechten Anfälle von Übelkeit bis hin zum Erbrechen, Schwindelgefühl und Sehstörungen. Einige Patienten haben beobachtet, dass die Migräne dann auftritt, wenn sie etwas Bestimmtes gegessen oder Alkohol getrunken haben. Auch Hormone könnten eine Bedeutung dafür haben, wann und wie stark die Symptome auftreten. Ebenso unterschiedlich wie die Ursachen sind offensichtlich die Mittel, die Linderung bringen. Manchen Menschen hilft gar nichts mehr, wenn der Anfall erst begonnen hat. Andere verschaffen sich mithilfe bestimmter Medikamente Erleichterung. Fragen Sie im Zweifelsfall einen Fachmann, damit er ein für Sie geeignetes Präparat findet.

Anwendung: Einen echten Migräneanfall werden Sie mit einer Tasse Holunderblütentee kaum beeinflussen können. Allerdings sollte man erwähnen, dass sich viele schon verspannen, wenn sie die ersten Anzeichen wahrnehmen. Wer sich dann zur Ruhe zwingt, mit Entspannungsübungen lockert und den Tee zusätzlich trinkt, kann möglicherweise positiv auf die Kopfschmerzen einwirken oder so dafür sorgen, dass sie erst gar nicht so heftig werden.

Nebenhöhlenentzündung

Die Nebenhöhlen sind luftgefüllte Hohlräume um die Nase herum. Man geht davon aus, dass es eine ihrer Aufgaben ist, das Gewicht des Schädels zu verringern. Außerdem tragen sie zur Stimmresonanz bei. Diese Höhlen sind mit Schleimhäuten ausgekleidet. Durch eine Infektion oder Verletzung kann es dort zu einer Entzündung kommen. Symptome sind häufig das so genannte „durch die Nase sprechen", schleimiger oder eitriger Auswurf aus Nase oder Rachen, Kopfschmerzen, die oft zunehmen, wenn der Kopf gesenkt wird, und manchmal Fieber.

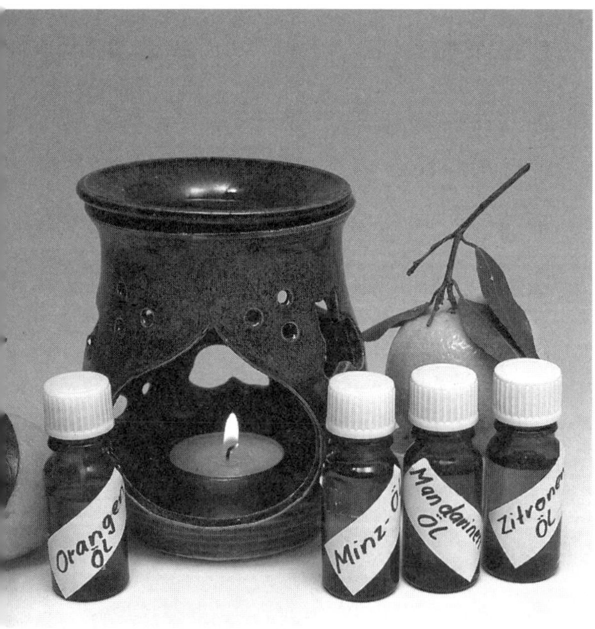

Ätherische Öle

Anwendung: In erster Linie verwendet man Holunder, um die Selbstreinigungskräfte des Körpers zu unterstützen. Trinken Sie alle zwei Stunden Holundertee oder -saft so heiß wie möglich. Außerdem können Sie die Blüten des Strauchs mit Milch überbrühen, abseihen und die Flüssigkeit, etwas abgekühlt, zum Gurgeln verwenden.

Ausserdem: Dampfinhalationen mit Pfefferminz- oder Eukalyptusöl werden ebenfalls als angenehm empfunden. Sie stärken die Atemwege und lösen den Schleim.

Niereninsuffizienz

Die Aufgaben der Nieren muss man unter zwei Aspekten betrachten: Etwa ein Viertel der vom Herzen gepumpten Blutmenge wandert in die Nieren. Dort werden einerseits Giftstoffe, überschüssige Mineralien und Stoffwechselabfallprodukte dem Blut entnommen und anschließend ausgeschieden. Andererseits werden Substanzen, die der Körper noch benötigt, nicht entzogen. Bei einer Insuffizienz, also einer Funktionsstörung, können beide Tätigkeiten mangelhaft ausgeführt werden. Das hat zur Folge, dass zum einen Giftstoffe im Körper verbleiben, die sich sammeln und Schäden anrichten können. Zum anderen können wichtige Substanzen, die noch benötigt werden, dem Körper entzogen werden. Die Folge ist im schlimmsten Fall eine langsame Vergiftung des Organismus, die zum Tode führt, wenn sie nicht aufgehalten wird.
Anwendung: Man spricht Holunderblüten die Fähigkeit zu, die Nierentätigkeit zu fördern. Außerdem unterstützen sie die Ausscheidung von Stoffwechselschlacken. Wenn Sie Ihrem Körper etwas Gutes tun wollen, sollten Sie zweimal jährlich eine Kur mit Holunder machen. Trinken Sie vier Wochen lang täglich einige Tassen Holunderblütentee.

Prellungen

Man versteht darunter eine dumpfe Verletzung, die meistens durch einen Stoß oder Sturz verursacht wird. Für gewöhnlich ziehen die Symptome von allein wieder ab. Allerdings sind die auftretenden Schmerzen oft nicht unerheblich. Deshalb ist es angebracht, die Heilung zu beschleunigen und die Schmerzen zu lindern.

Anwendung: In erster Linie werden die Blätter des Holunderstrauchs benutzt. Sie können damit eine Auflage machen oder daraus eine Salbe herstellen.

Rheuma

Unter dieser Bezeichnung werden mehrere Krankheitsbilder zusammengefasst. Vor allem handelt es sich um Entzündungen im Bindegewebe, also in Sehnen, Sehnenscheiden und Knorpeln. Aber auch die Knochen sowie Unterhautfettgewebe und Schleimbeutel können betroffen sein. Ein Rheumapatient kann zeitweise beschwerdefrei sein. Dann kann jedoch an irgendeiner Stelle des Körpers wieder eine Entzündung auftreten. Heilbar ist die Krankheit bisher nicht. Mit einer vernünftigen Lebensweise, das heißt zum Beispiel mit gesunder Ernährung und sanfter Bewegung, lässt sie sich jedoch teilweise aufhalten. Zumindest können die Symptome gelindert werden.
Anwendung: Rheumaschmerzen können leider sehr stark auftreten. Eine Salbe aus den Blättern des Holunderstrauchs kann hier Erleichterung verschaffen. Auch Umschläge sind ratsam.
Ausserdem: Mit Massagen sollten Sie bei Rheuma sehr vorsichtig sein, weil harte Griffe die Schmerzen noch verschlimmern können. Gegen eine sanfte Einreibung ist allerdings nichts einzuwenden. Stellen Sie sich dafür eine Mischung aus 100 ml Mandel- oder Jojobaöl und fünf bis zehn Tropfen Kampferöl her. Bei Rheuma ist auch die Entwässerung des Körpers angesagt. Selbstverständlich können Sie dazu Holundertee einsetzen. Eine Trinkkur mit Kräutertee, dem zwei Tropfen ätherisches Birkenöl zugefügt werden, hat sich ebenfalls als hilfreich erwiesen.

Sonnenbrand

Obwohl heutzutage bekannt ist, dass die Sonne eine Gefahr für unsere Haut bedeutet, bräunen sich immer noch viele Menschen ohne Rücksicht auf Ver-

luste. Nach wie vor ist eine braune Hautfarbe ein Zeichen für Gesundheit, Fitness und Attraktivität. Generell sollten Sie den Schatten der prallen Sonne vorziehen oder zumindest die Länge des Sonnenbades einschränken. Es ist auch wichtig, dass Sie Rücksicht auf Ihren ganz speziellen Hauttyp nehmen. Nur weil Freunde oder Familie es vielleicht eine Stunde aushalten, ohne zu verbrennen, muss das nicht auch für Sie gelten. Sollte es Ihnen trotz aller Vorsichtsmaßnahmen passieren, dass Sie sich einen Sonnenbrand einhandeln, ist die entsprechende Pflege der Haut extrem wichtig.
Anwendung: Zunächst müssen Sie sicherstellen, dass es sich nur um eine leichte Verbrennung handelt. Zeigen sich Blasen und vielleicht noch die Symptome eines Sonnenstichs, ist unbedingt ein Arzt aufzusuchen. Bei einem leichten Sonnenbrand sollten Sie eine Kompresse oder eine Packung aus Holunderblüten machen.
Ausserdem: Ein lauwarmes bis kühles Bad ist angenehm für Körper und Seele, wenn Sie zu lange in der Sonne gewesen sind. Probieren Sie folgendes Rezept aus: Machen Sie einen Aufguss aus Holunderblüten und fügen Sie diesem drei Esslöffel Honig zu. Lassen Sie das ganze abkühlen und mischen Sie es dann mit einem halben Liter Kefir und einem halben Liter Buttermilch. Diese Mixtur geben Sie in das lauwarme Badewasser.

Tumor

Als einen Tumor bezeichnet man Gewächse oder Geschwülste an Organen. Diese können sowohl gutartiger als auch bösartiger Natur sein. Entdeckt ein Arzt einen Tumor, wird er eine Gewebsprobe nehmen, um diese Unterscheidung treffen zu können.
Anwendung: Man sagt Holunderblättern nach, dass sie Tumoren entgegenwirken. Ich selbst würde niemals wagen, eine solche Aussage zu machen. Es könnte sonst der Eindruck entstehen, dass man durch die Anwendung ein Krebsleiden in den Griff bekommen kann. Andererseits kann es sicher nicht schaden, wenn Sie die betreffende Stelle des Körpers einreiben, die dem Gewächs am nächsten ist.

Verbrennungen

Im Haushalt ist es schnell passiert: Man gießt sich versehentlich kochendes Wasser über die Hände oder kommt mit einem heißen Gegenstand in Berührung. Leider bringt uns auch die Sonne schneller eine Verbrennung bei, als die meisten Menschen glauben. Es gibt unzählige Mittelchen, wie das berühmte Einreiben mit Seife, um die Schmerzen zu lindern. Wenn Sie sich verbrannt oder verbrüht haben, sollten Sie sich nicht auf derartige fragwürdige Methoden verlassen. Wenden Sie stattdessen Heilkräuter an, die die Verletzung rasch zum Abklingen bringen können. Dazu müssen Sie allerdings sicher sein, dass es sich lediglich um Verbrennungen ersten Grades, also die am wenigsten schlimme Form, handelt. Derartige Verwundungen können deshalb gut selbst behandelt werden, weil sie nur die obere Hautschicht betreffen. Dort hat sich eine Schicht aus Zellen gebildet, die bereits am Ende ihrer Lebensdauer stehen. Sie werden ohnehin im Rahmen des natürlichen Zellstoffwechsels abgestoßen. Eine Verbrennung bleibt also an der Oberfläche und heilt ohne Narben ab. Sobald tiefere Hautschichten einbezogen sind, spricht man von einer Verbrennung zweiten Grades. Erkennbar ist sie unter anderem an den Brandblasen. Außerdem tritt Gewebsflüssigkeit aus. Die schwerwiegendste Form ist die Verbrennung dritten Grades. Dabei sind alle Hautschichten in Mitleidenschaft gezogen. Sie müssen damit rechnen, dass die Schäden einer solchen Verletzung nicht mehr zu reparieren sind. Unter Umständen muss sogar Haut verpflanzt werden, um die betroffene Stelle wieder so gut wie möglich herzustellen. Sie sollten sich merken, dass lediglich Brandverletzungen ersten Grades selbst behandelt werden können. Alle anderen sollten in die Hände eines Fachmannes gegeben werden. Wenn Sie sich über die Schwere einer Verbrennung nicht sicher sind, empfiehlt sich der Gang zum Arzt.

Anwendung: Kompressen mit Holunderblättern regen die Selbstheilung der Haut an und wirken schmerzlindernd. Wählen Sie ein extrem weiches, sauberes Tuch dafür. Sobald der Stoff trocken wird, sollten Sie ihn erneut mit Holunderaufguss oder feuchten Holunderblättern präparieren. Sonst könnte er Schmerzen auf der ohnehin gereizten Haut verursachen.

Ausserdem: Wie schon gesagt holen sich unvorsichtige Zeitgenossen nicht selten in der Sonne eine Verbrennung. Bleibt diese an der Oberfläche, kann man sie mit folgenden Mitteln gut behandeln: Tauchen Sie ein Tuch in Buttermilch und legen Sie es auf die betroffene Stelle. Auch ein Bad mit Buttermilch ist angenehm. Lassen Sie dazu lauwarmes Wasser in die Wanne. Fügen Sie einen halben Liter Kamillentee und einen Liter Buttermilch oder Kefir zu. Das beruhigt die Haut, macht sie zart und geschmeidig und unterstützt die Zellerneuerung.

Verdauungsstörungen

In unserer Gesellschaft ist eine gestörte Verdauung, die sich in Schwierigkeiten beim Stuhlgang äußert, an der Tagesordnung. Das liegt vor allem an falscher Ernährung und Bewegungsmangel. Die Folgen sind nicht nur unangenehm, sondern können ernsthafte Gesundheitsschädigungen hervorrufen. Es kann beispielsweise zu einer chronischen Funktionsstörung des Darms kommen.
Anwendung: Rohem Holundersaft und den rohen Beeren wird eine abführende Wirkung zugeschrieben. Aber Vorsicht: Ein empfindlicher Magen kann mit Schmerzen und Übelkeit reagieren. Wie bereits erwähnt, sollte vom Gebrauch roher Früchte abgesehen werden. Kochen Sie sich stattdessen einen Tee aus Blättern und Rinde des Holunderstrauchs und trinken davon nur eine Tasse täglich. In Griechenland gilt der allmorgendliche Genuss von Holundermarmelade als natürliches Mittel gegen Verstopfung.

Verstauchungen

Besonders bei einigen Sportarten treten häufig Verstauchungen auf. Es handelt sich dabei um eine Gelenkzerrung, die von einer Überdehnung der zugehörigen Bänder begleitet wird. Fälschlicherweise werden solche Verletzungen oft vernachlässigt oder als unerheblich abgetan. Das ist gefährlich, denn bei einer Verstauchung kann durchaus Knorpelmasse oder ein Band beschädigt werden. Außerdem kann man nicht immer sicher sein, dass es sich tatsächlich um eine Verstauchung eines Gelenks und nicht um einen Knochenbruch handelt. Wenn Sie sich diese Verletzung zugezogen haben, sollten Sie sich unbedingt von einem Fachmann untersuchen lassen, der Sie mit großer Wahrscheinlichkeit röntgen wird, um jeden Zweifel auszuschließen.

Anwendung: Genau wie bei einer Prellung können Sie gegen die Symptome der Verstauchung eine Salbe oder eine Auflage aus Holunderblättern anwenden.

Wunden

Obwohl die menschliche Haut äußerst flexibel ist und viele Stöße abfangen kann, ohne dabei verletzt zu werden, ziehen wir uns doch schnell mal eine kleine Schnitt- oder Schürfwunde zu. Wenn diese sauber gehalten wird, bleibt sie meist ohne unangenehme Folgen. Es kommt aber vor, dass eine Verletzung nicht heilen will. Sie können Ihrem Körper dann wunderbar mit den Mitteln der Natur helfen.

Anwendung: Stellen Sie sich eine Tinktur aus Holunderblüten her. Tupfen Sie diese mehrmals täglich auf die gereinigte Hautstelle. Auch ein Umschlag mit den Blüten ist zur Behandlung geeignet.

Zahnschmerzen

Selbst bei sorgfältigster Zahnpflege kann man vor Karies, einer Wurzelentzündung oder einem Abszess nie ganz sicher sein. Natürlich schützt das regelmäßige und gründliche Zähneputzen, aber es gibt eben leider keine Garantie. Wenn es Sie also einmal erwischt haben sollte, kommen Sie um den Gang zum Zahnarzt vermutlich nicht herum. Wenn sich das nicht sofort einrichten lässt, brauchen Sie möglicherweise etwas, um die

Schmerzen zu lindern. Im Kapitel „Holunder – ein sagenhafter Strauch“, das sich mit den Sagen und Aberglauben beschäftigt, die sich um den Holunder ranken, werden Sie auch „Zaubersprüche“ bzw. Bräuche finden, die den Zahnschmerz vertreiben sollen. Ich würde Ihnen allerdings empfehlen, eine herkömmliche Behandlungsmethode vorzuziehen.

ANWENDUNG: Kochen Sie sich einen Holundertee und lassen Sie diesen abkühlen. Benutzen Sie die Flüssigkeit, um damit morgens und abends den Mund zu spülen. Schwenken Sie den Tee gründlich hin und her und lassen Sie ihn ruhig fünf Minuten im Mund, bevor Sie ihn ausspucken.

Herstellung der Heilmittel

Sie haben nun einige Beschwerdebilder kennen gelernt, bei denen sich der Holunderstrauch hervorragend zur Linderung der Symptome oder zur Unterstützung des Heilungsprozesses einsetzen lässt. Auf den folgenden Seiten können Sie nachlesen, wie das jeweilige Heilmittel, das Sie benötigen, hergestellt wird. Die Zubereitung ist in den meisten Fällen einfach. Sie können zum Teil frische Pflanzenteile oder auch getrocknete verwenden. Bei einigen Rezepten ist es möglich, einen Vorrat herzustellen, der sich äußerst lange hält. Dies ist besonders empfehlenswert, weil Sie im Bedarfsfall zum fertigen Produkt greifen können, statt zunächst eine Arznei herstellen zu müssen. Holunderbeersaft sollte beispielsweise stets vorrätig sein, damit Sie ihn schon bei den ersten Anzeichen einer Erkältung oder auch zur Vorbeugung trinken können. Das gilt natürlich auch für die Salbe. Bedenken Sie, wie mühsam es ist, bei einer akuten Verstauchung erst die Creme anzurühren.

Tee oder Aufguss

2 Teelöffel Blüten sind ausreichend für eine Tasse Holundertee. Sie können sowohl frische als auch getrocknete Blüten verwenden. Geben Sie sie entweder direkt in die Tasse und füllen dann mit kochendem Wasser auf oder benutzen Sie ein Teesieb. Das erspart Ihnen das anschließende Abseihen. Lassen Sie den Tee etwa zehn Minuten ziehen und trinken Sie dann in kleinen Schlucken. Wenn Sie das Getränk im Sommer als Erfrischung zubereiten, können Sie es selbstverständlich vor dem Genuss abkühlen lassen. Als Therapeutikum sollten Sie es jedoch so heiß trinken wie möglich. Falls Ihnen der Geschmack zu intensiv ist, probieren Sie den Tee mit einem Teelöffel Honig. Oder verwenden Sie einfach nur einen Teelöffel Holunderblüten pro Tasse.

Tee aus Blättern und Rinde

Wie eingangs erwähnt, müssen Sie beim Sammeln darauf achten, nur junge zartgrüne Blätter zu pflücken. Auch die Rinde sollte von jungen Zweigen stammen. Reinigen Sie die Pflanzenteile und zerkleinern Sie sie. Geben Sie zwei Teelöffel davon in einen kleinen Topf und gießen Sie eine Tasse kaltes Wasser darüber. Nun erhitzen Sie die Mischung. Beginnt das Wasser zu kochen, seihen Sie die Flüssigkeit ab. Trinken Sie eine Tasse schluckweise über den ganzen Tag verteilt. Probieren Sie aus, ob Sie dieses Rezept vertragen. Bei einigen Menschen löst die Rinde des Holunders nämlich Brechreiz aus. Mit Blättern gemischt und als Tee zubereitet ist das zwar selten der Fall, kann aber nicht ganz ausgeschlossen werden.

Holundersaft

Um einen Saft herzustellen, benötigen Sie die Beeren des Strauchs. Achten Sie darauf, dass Sie nur reife Beeren verwenden. Säubern Sie diese gründlich und geben sie in einen Topf. Füllen Sie so viel Wasser hinzu, dass die Beeren gerade bedeckt sind. Bringen Sie alles zum Kochen und lassen es etwa zwei bis drei Minuten auf dem Herd. Dann gießen Sie das Wasser ab und pressen den Saft aus den Beeren. Zum Gebrauch sollten Sie ihn mit Wasser mischen, da der Holundersaft in konzentrierter Form einen zu intensiven Geschmack aufweist. Wenn Sie gleich einen größeren Vorrat Saft anlegen wollen, sollten Sie ihn mit Zucker oder besser noch mit Honig abschmecken und nochmals kurz aufkochen. Füllen Sie die Flüssigkeit in sterile Flaschen und verschließen Sie diese sorgfältig.

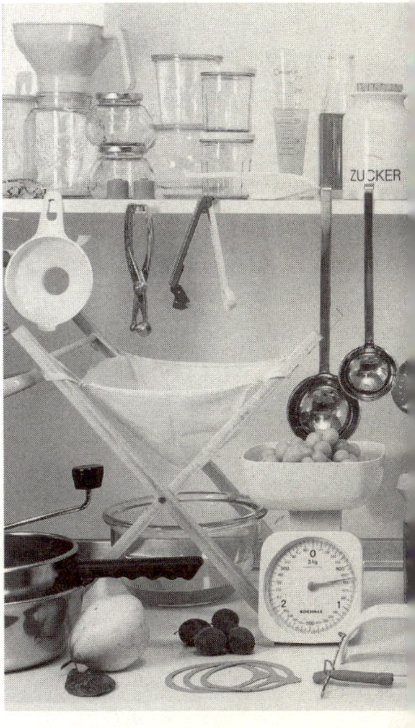

Saftherstellung

Eine andere Möglichkeit, Saft aus Holunderbeeren herzustellen, ist folgende: Kochen Sie 5 kg der Beeren mit einem Liter Wasser kurz auf. Spannen Sie ein sauberes Leinen- oder Baumwolltuch zwischen zwei Stühlen und stellen Sie eine große Schüssel (etwa 2 ½ Liter Fassungsvermögen) darunter. Die Fruchtmasse auf das Tuch geben, sodass der Saft über Nacht in die Schüssel tropfen kann. Kochen Sie den Saft nochmals kurz auf, geben Sie ihn in sterile Flaschen und verschließen Sie diese sofort. Vor dem Gebrauch sollte der Saft natürlich wiederum verdünnt und nach Geschmack gesüßt werden.

Tipp: Übrigens ist Holundersaft nicht nur gesund und köstlich, sondern auch ein wunderbares Mittel, um Ostereier natürlich einzufärben. Kochen Sie die Eier acht Minuten. Kochen Sie einen halben Liter Saft auf und legen Sie die noch heißen Eier für etwa eine Stunde hinein. So erhalten Sie hübsche lila Ostereier. Den Farbton können Sie mit einem Schuss Essig, den Sie mit in den Saft geben, intensivieren.

Umschläge, Wickel

Falls Sie sich keine große Mühe machen wollen, tauchen Sie einfach ein Baumwoll- oder Leinentuch in vorbereiteten Holunderaufguss. Wringen Sie es ein wenig aus und legen Sie es auf die zu behandelnde Stelle Ihres Körpers. Wenn Sie frische oder getrocknete Pflanzenteile verwenden möchten, geben Sie diese auf ein warmes feuchtes Tuch und legen es so auf den Körper, dass Blüten, Blätter und Rinde auf der Haut liegen. In beiden Fällen sollten Sie ein trockenes Tuch um den Umschlag wickeln. Dadurch erzeugen Sie zusätzliche Wärme, die Poren der Haut öffnen sich und die Wirkstoffe können leichter eindringen.

Salbe I

Eine Salbe selbst herzustellen ist nicht so schwer, wie Sie vielleicht glauben. Sie benötigen dafür lediglich die entsprechenden Pflanzenteile und Vaseline. Wählen Sie das Verhältnis 1:2, das heißt bei 50 g Blättern brauchen Sie 100 g Vaseline. Erhitzen Sie das Fett, bis es vollkommen flüssig ist und geben Sie die Pflanzenteile hinzu. Lassen Sie die Mischung unter weiterer Wärmezufuhr ziehen, bis die Blätter bröckelig werden. Gießen Sie das Fett-Pflanzen-Gemisch dann durch ein Sieb und füllen Sie die noch flüssige Salbe in saubere Gefäße, die sich möglichst verschließen lassen.

Salbe II

Wenn Sie Ihrer Haut etwas Gutes tun wollen, bietet es sich an, der Salbe pflegende Stoffe zuzugeben. Die eigentliche Wirkung wird davon selbstverständlich nicht beeinträchtigt. Sie benötigen:

15 g Kakaobutter
10 g Bienenwachs
100 ml Jojobaöl
40 ml Holundertinktur
(Herstellung s. dort).

Erwärmen Sie die Kakaobutter, das Bienenwachs und das Öl zusammen auf etwa 60 Grad. Alle Zutaten sollten miteinander verschmelzen. Ist dies der Fall, geben Sie nach und nach die ebenfalls erwärmte Tinktur hinzu. Rühren Sie jeweils so lange, bis sie komplett von den Fetten aufgenommen wurde. Erst dann schütten Sie ein wenig Tinktur nach. Diesen Vorgang wiederholen Sie, bis alle Zutaten miteinander vermischt sind. Die Mengenangaben sind übrigens als Richtwerte zu verstehen. Wenn Sie eine dünnflüssige Creme bevorzugen, die sich vielleicht leichter verstreichen lässt, benötigen Sie etwas mehr Tinktur, bzw. sollten warmes Wasser in der gleichen Weise unterrühren, bis Ihnen die Konsistenz als geeignet erscheint. Mögen Sie aber lieber eine feste Paste, können Sie die Angaben des Rezepts beibehalten oder möglicherweise sogar noch etwas mehr Bienenwachs verwenden. Rühren Sie Ihre Salbe auf jeden Fall so lange weiter, bis sie noch handwarm ist und lassen Sie sie dann vollständig abkühlen. Stellen Sie die Creme dafür jedoch nicht in den Kühlschrank.

Tinktur

Als Tinktur bezeichnet man einen alkoholischen Pflanzenauszug. Er hat den Vorteil, dass er nahezu alle Wirkstoffe hervorragend aus der Pflanze lösen kann und außerdem recht lange haltbar ist. Hinzu kommt, dass die Herstellung sehr einfach ist. Schneiden Sie die getrockneten Pflanzenteile sehr klein. Sie können Blätter, Blüten und Rinde gegebenfalls sogar mahlen. Füllen Sie etwa 150 g in ein gut verschließbares Gefäß. Wenn Sie mit der frischen Pflanze arbeiten, muss diese zunächst sehr gründlich gewaschen werden. Außerdem benötigen Sie davon mehr, nämlich etwa 300 g. Gießen Sie einen halben Liter 30 %igen Alkohol, zum Beispiel Wodka, darüber und verschließen dann das Gefäß sorgfältig. Es muss nun zwei bis drei Wochen an einem warmen Platz stehen. Schütteln Sie die Mischung zwischendurch mehrmals gut durch. Am Ende der Zeit füllen Sie den Alkohol vorsichtig um, ohne dass feste Teile mit in das neue Gefäß gelangen. Den Bodensatz geben Sie nun in ein sehr feines Sieb oder noch besser in ein Tuch und holen so möglichst viel Tinktur heraus. Am besten bewahren Sie diese in einer dunklen Glasflasche auf. Wenn Sie die Tinktur nicht nur zur Herstellung von Salben

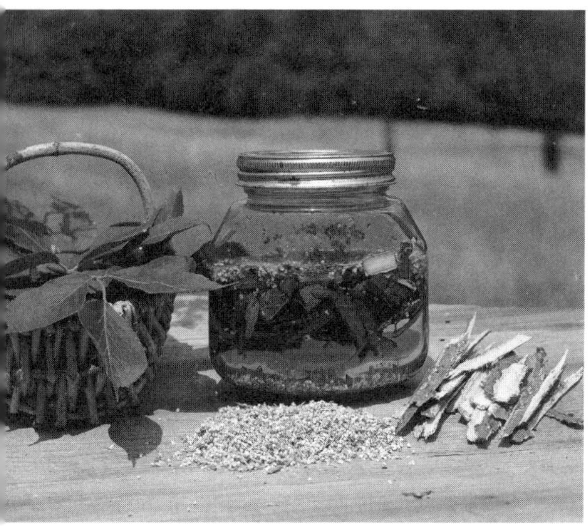

Holundertinktur

benutzen wollen, sondern auch für die innerliche Anwendung vorgesehen haben, sollten Sie ausschließlich Blüten verwenden. Bedenken Sie bitte, dass der alkoholische Auszug sehr stark konzentriert ist. Zur Einnahme reichen daher etwa 10 Tropfen.

Stärkendes Tonikum

Abschließend stelle ich Ihnen ein Rezept vor, das sich besonders zur Stabilisierung des Kreislaufs und zur Stärkung des Herzens bewährt hat. Nehmen Sie davon täglich einen Esslöffel ein.

2 kg Holunderbeeren
800 g brauner Zucker
1 Zitrone
Ingwerwurzel
Kalmus

Zwei kg Holunderbeeren gründlich waschen, in einen Topf füllen und zerdrücken. Vier Liter Wasser darauf geben. Fügen Sie 800 g braunen Zucker, den Saft einer Zitrone, ein kleines Stückchen Ingwerwurzel und ein Stückchen Kalmus (auch Magenwurz genannt) hinzu. Lassen Sie die Mischung drei Tage ziehen und rühren Sie zwischendurch gründlich um. Dann seihen Sie das Ganze ab und füllen das Tonikum in sterile Flaschen ab. Nach etwa zwei Wochen können Sie es verwenden.

Weitere Anwendungsmöglichkeiten

Die Bedeutung des Holunderstrauchs in der Kosmetik spielt keine so bedeutende Rolle. Zwar kann man einen Aufguss aus den Blüten durchaus zur Reinigung der Haut verwenden und wird spüren, dass sie sich nach regelmäßiger Anwendung zart und geschmeidig anfühlt, jedoch gibt es andere natürliche Stoffe, die auf diesem Gebiet effektiver einzusetzen sind. Allerdings sollten einige Verwendungsmöglichkeiten aufgeführt werden, die Ihrem Aussehen zugute kommen. Anschließend finden Sie weitere Anregungen, wie die Heilpflanze sinnvoll einzusetzen ist.

Holunder für die Schönheit

Frauen (und in letzter Zeit auch immer mehr Männer) geben für Kosmetika jährlich eine riesige Summe aus. Die Produkte versprechen ein ewig jugendliches Aussehen. Angeblich sind neu entdeckte Stoffe, aber auch ganz natürliche Pflanzenauszüge enthalten. Gern nennt die Werbung die Namen exotischer Pflanzen, deren Wirkungsweise uns nicht einmal ansatzweise bekannt ist. Dennoch haben die Slogans scheinbar Erfolg. Verschwiegen wird dabei, dass bisher weder ein Wundermittel für ewig glatte Haut noch ein Lippenstift, der einen ganzen Abend hält, ohne auszulaufen oder abzufärben, erfunden wurde. Außerdem wird die Kosmetikindustrie nicht gern preisgeben, was tatsächlich in ihren Produkten enthalten ist. Würde sie das tun, wäre so manche Kundin vorsichtiger im Umgang. Zwar findet man heute – wie vor gar nicht allzu langer Zeit – kein Arsen mehr in der Schminke. Der eine oder andere Stoff ist aber sicher noch darunter, der die Haut stark reizen oder eine Allergie auslösen kann. Dass dennoch hemmungslos neue Präparate für viel Geld gekauft und zum Missfallen der Haut ausprobiert werden, ist umso verwunderlicher, wenn man bedenkt, dass die Natur uns mit den besten Kosmetikprodukten versorgt, die man sich nur wünschen kann. Zugegebenermaßen sind auch die keine Garantie, dass keine allergische Reaktion auftritt. Da in selbst hergestellten Cremes und Masken jedoch wesentlich weniger Inhaltsstoffe enthalten sind, ist das Risiko erheblich geringer. Auch der Verzicht auf Konservierungs- und künstliche Farbstoffe ist ein Vorteil. Das gilt auch für den Verzicht auf Tierversuche, was längst noch nicht bei allen Kosmetikunternehmen selbstverständlich ist. Sie sehen, für Sie und Ihre Umwelt gibt es jede Menge Argumente, die für die Herstellung Ihrer eigenen Kosmetiklinie sprechen. Probieren Sie es aus. Sie werden feststellen, dass der Aufwand nicht besonders groß, das Ergebnis dafür aber sehr lohnend ist. Holunder sollte dabei eine Ihrer gebräuchlichen Zutaten werden, denn er bietet einige positive Eigenschaften, die Sie hier näher kennen lernen können.

Falten

Eins vorab: Falten sind nicht hässlich. Jeder bekommt sie; der eine früher, der andere später. Wer zu trockener Haut neigt, wird vermutlich eher und heftiger damit konfrontiert. Generell malt das Alter nun einmal Spuren ins

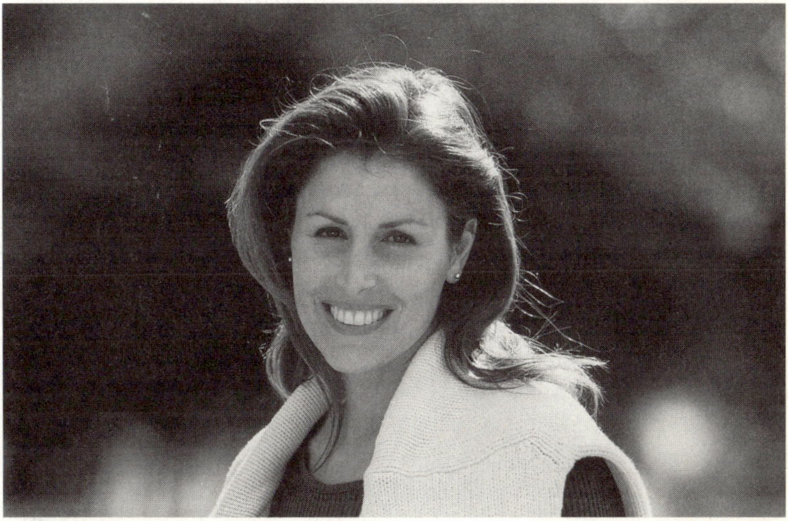

Schönheitspflege mit Holunder

Gesicht. Das ist ein ganz natürlicher Vorgang. Wenn Sie sich über jede neue kleine Furche in Ihrer Haut ärgern, denken Sie darüber nach, warum Sie dem Traum ewiger Jugend nachjagen wollen. Sind es Menschen in Ihrer Umgebung, die sich an Ihren Falten stören? Das wäre sicher keine gute Motivation, um etwas an Ihrer Optik zu verändern. Wenn Sie sich mit Falten allerdings einfach selbst nicht leiden mögen oder die Bildung so gut wie möglich hinauszögern wollen, können Sie es mit Holunderblüten probieren. Stellen Sie eine Kompresse oder eine Packung her und rühren Sie sich Ihre eigene „Anti-Falten-Creme" an. Hier die Rezepte:

Anti-Falten-Creme I

15 g Kakaobutter
10 g Bienenwachs
100 ml Jojobaöl
20 ml Holundertinktur
20 ml destilliertes Wasser

Die Herstellung haben Sie bei der Zubereitung einer Salbe bereits kennen gelernt. Im Grunde gibt es keinen Unterschied. Nur dass Sie bei der Salbe eine höhere Konzentration des Holunders verwenden, um die Wirksamkeit zu steigern. Wenn Sie mögen, können Sie das auch bei Ihrer normalen Creme. Nehmen Sie dann statt der 20 ml destillierten Wassers einfach noch einmal die gleiche Menge der Tinktur. Erhitzen Sie die Kakaobutter, das Wachs und das Öl zusammen auf etwa 60 Grad. Bei dieser Temperatur sollten die Zutaten sich gut miteinander vermischen. Getrennt davon erhitzen Sie auch die Tinktur mit dem Wasser oder die reine Holundertinktur. Wenn beide Flüssigkeiten die gewünschte Temperatur erreicht haben, gießen Sie diese zusammen. Dieser Vorgang sollte mit viel Geduld ausgeführt werden. Geben Sie nur eine kleine Menge der Wasserphase in das Fett und rühren Sie, bis sie komplett davon aufgenommen wurde. Dann erst füllen Sie einen Schluck der wässrigen Zutat nach, verrühren diese wieder und wiederholen den Ablauf solange, bis alle Inhaltsstoffe gründlich miteinander verbunden sind. Zwischendurch sollten Sie stets kontrollieren, ob Ihnen die Konsistenz bereits zusagt. Wenn Ihnen die Creme schon sehr flüssig erscheint, sollten Sie nicht die ganze Wasserphase verbrauchen, damit das Produkt nicht zu weich wird. Andererseits sollten Sie noch Wasser erhitzen, wenn Sie denken, die Creme ist zu fest. Rühren Sie auf jeden Fall so lange, bis das Präparat nur noch handwarm ist und lassen Sie es dann bei Zimmertemperatur vollständig abkühlen.

Tipp: Ähnlich wie bei der Verarbeitung von Einmachgut kommt es bei der Kosmetikherstellung auf Hygiene an. Verwenden Sie für die Lagerung Ihrer Creme möglichst dunkle Gläser, die Sie vorher auskochen oder mit Weingeist ausreiben sollten. Das gilt auch für Ihr Arbeitsmaterial. Außerdem empfiehlt es sich, Etiketten bereitzuhaben. Beschriften Sie die fertigen Gläser nicht nur mit dem Namen des Produkts, sondern auch mit dem Herstellungsdatum. Länger als sechs Monate sollten Sie die Creme nicht aufbewahren. Deshalb ist es ratsam, immer kleine Mengen herzustellen.

Anti-Falten-Creme II

15 g Kakaobutter
10 g Bienenwachs
100 ml Jojobaöl
20 ml destilliertes Wasser
5 Tropfen Zitronenöl
20 ml Holundertinktur

Die Herstellung erfolgt in beschriebener Weise. Wenn die Creme fast fertig und nur noch handwarm ist, geben Sie das ätherische Zitronenöl hinzu. Es hat eine straffende Wirkung und ist eine hervorragende Ergänzung zur Holundertinktur.

Anti-Falten-Creme III

15 g Kakaobutter
10 g Bienenwachs
100 ml Jojobaöl
20 ml Holundertinktur
20 ml Efeuaufguss

Herstellung wie beschrieben. Statt des destillierten Wassers verwenden Sie einen Aufguss aus Efeublättern, den Sie wie Tee herstellen. Auch Efeu glättet und strafft die Haut. Allerdings muss hier erwähnt werden, dass eine Creme, die einen frischen Pflanzenaufguss enthält, nur sehr begrenzt haltbar ist. Entscheiden Sie sich für dieses Rezept, wenn Sie zum Beispiel Urlaub haben oder eine Beauty-Woche planen. Für eine Kur mit regelmäßiger Anwendung ist das Rezept bestens geeignet.

Anti-Falten-Creme IV

15 g Kakaobutter
10 g Bienenwachs
100 ml Jojobaöl
20 ml Holundertinktur
20 ml destilliertes Wasser
5 g Gelee Royale

Verrühren Sie das Gelee Royale mit dem Jojobaöl, bevor Sie die Fettphase erhitzen. Anschließend verfahren Sie in gewohnter Weise. Die Bezeichnung Gelee Royale ist ein wenig irreführend. Dahinter verbirgt sich nämlich kein Gelee, sondern ein Pulver. Es wird aus den Kopfdrüsen der Honigbienen gewonnen und ist normalerweise als Futter der Bienenkönigin vorbehalten. Auch für den Menschen ist die Substanz ein Gewinn. Sie enthält neben zahlreichen Vitaminen auch Spurenelemente und Mineralstoffe. Müde Haut wird durch die regelmäßige Anwendung wieder frisch und straffer.

Anti-Falten-Maske

2 EL Heilerde
lauwarmer Holunderaufguss

Geben Sie die Heilerde in eine kleine Schüssel. Fügen Sie langsam unter ständigem Rühren den Aufguss zu. Wenn ein dicker Brei entstanden ist, brauchen Sie keine Flüssigkeit mehr einzurühren. Streichen Sie die Haut großzügig mit der Masse ein und lassen Sie sie auf dem Gesicht oder Dekolletee trocknen. Wie bereits erwähnt, gibt es diverse natürliche Mittel, die stärker wirken als Holunder. Auch wurde bereits gesagt, dass es kein Wunderprodukt gegen Falten gibt. Regelmäßig benutzt macht diese Maske die Haut jedoch zart. Verwenden Sie täglich eine Anti-Falten-Creme und einmal die Woche eine passende Maske. So erreichen Sie das bestmögliche Ergebnis.

Wie bei der Creme können Sie natürlich auch der Maske weitere Stoffe zufügen, die Falten glätten. Träufeln Sie beispielsweise drei Tropfen Zitronenöl auf die Heilerde, bevor Sie den Aufguss hineinrühren. Oder stellen Sie den Aufguss nicht ausschließlich aus Holunderblüten her, sondern kombinieren Sie Efeublätter und die weißen Blüten. Übrigens gibt es in Fachgeschäften auch Efeuöl.

Sommersprossen

Auch hier gilt: Sommersprossen werden von vielen Menschen durchaus hübsch und keineswegs als Makel empfunden. Selbst wenn Sie diese Meinung nicht teilen, sollten Sie akzeptieren, dass Sie nun einmal Sommersprossen haben. Lernen Sie, sich so anzunehmen, wie Sie sind. Perfekt ist schließlich niemand, weder optisch noch innerlich. Mögen Sie sich jedoch nicht mit den braunen Pünktchen abfinden, greifen Sie zu den Blüten des Holunderstrauchs. Genau wie bei der Behandlung von Falten können Sie mit Masken und Creme arbeiten. Intensiver und bei dieser Problematik sicher empfehlenswert ist die Anwendung von Packungen. Kochen Sie die Blüten kurz auf, lassen Sie sie bis auf eine angenehme Temperatur abkühlen und verteilen Sie diese dann auf dem Gesicht. Am besten legen Sie sich dazu hin. Ein Tuch, dass in den Absud getaucht und ausgewrungen wurde, sollte über die Blüten gelegt werden. So etwa 15 Minuten ruhen. Der Volksmund bezeichnet Sommersprossen übrigens auch als Hollersprossen. Man sagt, dass die ersten im Jahr gefundenen Blüten in Wasser oder Milch eingeweicht und dann auf die gefleckten Hautpartien aufgetragen am besten wirken sollen.

Strahlende Augen

Und noch ein Rezept für Ihre Schönheit. Was zieht schließlich mehr in den Bann als leuchtende, strahlende Augen? Machen Sie einen Holundertee und lassen diesen abkühlen. Tauchen Sie zwei Wattebäusche hinein und drücken Sie sie anschließend vorsichtig aus. Nun legen Sie jeweils eine Kompresse auf das geschlossene Auge. Am besten legen Sie sich damit etwa zehn Minuten hin. Die Behandlung sorgt für strahlende Augen. Wenn Sie erschöpft sind und die Partie um die Augen geschwollen ist, hilft folgender Trick: Tränken Sie die Wattebäusche mit dem Tee und drücken Sie sie aus. Legen Sie diese vor der Benutzung einige Minuten ins Gefrierfach oder in den Kühlschrank. Das tut gut und lässt Schwellungen verschwinden.

Holunderbad

Falls Sie auf der Suche nach einem schonenden Badezusatz sind, sollten Sie es mal hiermit versuchen: Pflücken Sie eine Schüssel frischer Holunderblüten und waschen Sie diese gründlich. Geben Sie sie anschließend in die Badewanne und lassen Sie dann das Wasser einlaufen. Auch wenn Sie kein Schaumbad erhalten, werden Sie den angenehmen Duft schätzen. Vor allem reinigen die Blüten die Haut sanft und machen sie geschmeidig. Der Holunder blüht im Frühling bis Frühsommer. Gerade in der Zeit, in der Sie also frische Blüten verwenden können, ist ein solches Bad äußerst wohltuend, wenn man nicht wie im Winter heißes, sondern nur lauwarmes Wasser nimmt. Probieren Sie es aus: Leise Musik, gedämpftes Licht und der Duft der Holunderblüten – eine Wohltat für Haut und Seele.

Verwendung in der Tierheilkunde

Wenn Sie Kühe, Pferde oder Schweine selbst behandeln möchten, sollten Sie unbedingt den Rat eines Fachmannes einholen bzw. sich Fachliteratur zum Thema besorgen. Auch wenn pflanzliche Mittel, die dem Menschen helfen, bei Tieren nicht unbedingt Schaden anrichten, können sie doch unnütz sein. Gerade was die Dosierung und die Art der Anwendung betrifft, unterscheidet sich der menschliche Patient doch erheblich vom Vierbeiner. Detailliert auf diese Unterschiede einzugehen würde den Rahmen dieses Ratgebers sprengen. Nur einige Beispiele seien genannt: Die Staupe ist eine akute und ansteckende Krankheit, die Hunde befallen kann. Es handelt sich dabei in erster Linie um Entzündungen in den Atemwegen. Allerdings können auch Entzündungen im Magen- und Darmbereich auftreten. Veränderungen der Haut und sogar des zentralen Nervensystems können

erschwerend hinzukommen. Bei dieser Krankheit sind mit Holunder gute Erfahrungen gemacht worden.
Auch bei krampfartigen und rheumatischen Muskelbeschwerden, wie sie bei zahlreichen Tierarten auftreten, empfiehlt sich eine Behandlung mit den Blüten, Blättern und der Rinde des Holunders. Legen Sie Umschläge oder Packungen an oder reiben Sie das betroffene Körperteil mit einer Tinktur ein.
Bitte fassen Sie diese Hinweise lediglich als Anregung auf und sprechen Sie in jedem Fall mit einem Fachmann darüber. Außerdem müssen Sie wissen, dass bei Tieren die Behandlung mit Holunder sofort bei den ersten Krankheitsanzeichen erfolgen sollte. Chronische Erkrankungen dagegen sprechen kaum auf die Anwendung an.

Schädlingsbekämpfung

Wenn Sie einen Garten haben, kennen Sie sicher das Problem: Die sorgsam gesetzten Pflanzen werden gehegt und gepflegt, und dann machen sich Schädlinge darüber her. Einige sind äußerst hartnäckig und nur mit stärksten Mitteln zu bekämpfen, wie zum Beispiel Schildläuse. Allein davon gibt es mehrere tausend Unterarten. Um sie loszuwerden, ist der Griff zum Giftschrank meistens nicht zu vermeiden. Bei anderen Schädlingen jedoch sollten zunächst sanfte, biologisch verträgliche Methoden ausprobiert werden. Dies gilt beispielsweise für Mehltau an Rosen. Verursacher ist ein Pilz. Er bewirkt, dass Blätter und bei einigen Pflanzen auch die Früchte von einer weißen Schicht überzogen werden, die aussieht wie Schimmel. Kochen Sie einen starken Aufguss aus Holunderblüten und füllen Sie ihn, nachdem er abgekühlt ist, in eine Blumenspritze. Damit lässt er sich am besten gleichmäßig auf die gesamte befallene Pflanze aufbringen.
Und noch einem Schädling können Sie mit Holunder zu Leibe rücken: der Wühlmaus. Genau genommen handelt es sich nicht um einen Nager, sondern um verschiedene Arten. Ihnen ist gemeinsam, dass sie unterirdische Gänge bauen und somit gerade im Nutz-, aber auch im Ziergarten großen Schaden anrichten können. Außerdem haben es die Nagetiere auf

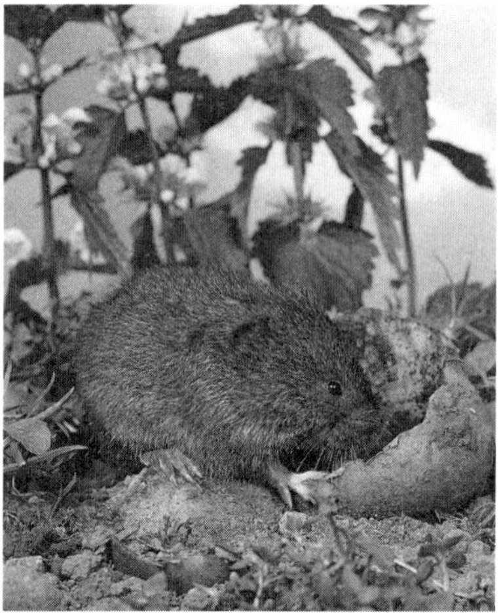

Wühlmaus

Vorräte abgesehen und kommen deshalb nicht selten ins Haus oder in den Keller. Die Bekämpfung mit Holunder bietet sich an, weil Sie damit auf das Streuen von Gift verzichten können. Die Mäuse werden vertrieben, aber nicht getötet. Stellen Sie eine Jauche aus Holunderblättern her. Sie geben die Blätter dazu in ein großes Gefäß, das sich fest verschließen lässt. Drücken Sie die Blätter kräftig zusammen und füllen Sie schließlich den Rest mit Wasser auf. Nun wird der Behälter verschlossen und an einen warmen, möglichst sonnigen Platz gestellt. Dort lassen Sie die Mischung zwei bis vier Wochen ziehen. Das Ergebnis ist eine stinkende Jauche, die Sie mit den Pflanzenresten zusammen in die Mauselöcher gießen.

Holunder in der Küche

Sie wissen jetzt, dass der Holunder- oder auch Fliederbeerstrauch eine wahre Hausapotheke ist. Wer jedoch nie schmackhafte Holunderküchlein oder prickelnden Holundersekt kennen gelernt hat, verpasst eine Menge. Sehen Sie Holundertee nicht nur als Arznei an, die Sie nehmen, weil Sie wissen, wie gut sie Ihrer Gesundheit tut. Genießen Sie an einem heißen Sommertag ein Glas erfrischenden Eistee aus Holunderblüten. Freuen Sie sich darüber, dass genussvolles Essen und Trinken gleichzeitig Ihrem allgemeinen Wohlbefinden und Ihrem Organismus zugute kommt. In der heutigen Zeit leben die meisten Menschen bewegungsarm und ernähren sich falsch. Die daraus resultierenden Schäden kosten unser Gesundheitswesen unvorstellbare Beträge. Wie viel klüger ist es, sich mit einfachen Mitteln fit zu halten und so Krankheiten vorzubeugen. So verrückt es klingen mag: Eine der einfachsten und natürlichsten Sachen der Welt ist für den modernen Menschen zum Problem geworden. Nämlich die gesunde Ernährung. Während auf der einen Seite ein Überangebot herrscht, kasteien wir uns für ein Schönheitsideal, das schlanke Körper fordert. Weil Sie täglich mit Meldungen über die Wirkung verschiedener Nahrungsmittel und vor allem mit den neuesten Diäten konfrontiert sind, möchte ich Ihnen an dieser Stelle ein paar Grundregeln für eine vernünftige Ernährung geben.

- Ihr Speiseplan sollte vielfältig gestaltet sein. Schließlich gibt es jede Menge Mineralien, Vitamine und weitere Nährstoffe, die unser Organismus benötigt. Eine eingeschränkte Auswahl an Lebensmitteln kann den Grundbedarf kaum decken. Außerdem müssen Sie damit rechnen, dass sich Substanzen im Körper konzentrieren, die in den wenigen ausgewählten Speisen reichlich enthalten sind. Beides ist nicht gut. Wenn man dann noch bedenkt, dass eine monotone Küche den Spaß am Essen verderben kann, ist der Ruf nach Vielfältigkeit nur allzu verständlich. Achten Sie darauf, dass Sie regelmäßig frisches Obst und Gemüse, Milchprodukte, Getreide und hin und wieder Fleisch oder Fisch zu sich nehmen. Am besten lässt sich ein ausgewogenes Verhältnis kontrollieren, indem man den Speiseplan einer Woche im Auge behält.

◆ Fett wird von vielen verteufelt. Das ist falsch. Für eine schmackhafte Küche ist es unverzichtbar. Allerdings ist Fett nicht gleich Fett. Vorsicht ist geboten bei versteckten Fetten, die man zum Beispiel in frittierten Lebensmitteln hat. Generell sollten Sie es mit dem Fett nicht übertreiben. Achten Sie darauf, dass Sie ungesättigte Fettsäuren verzehren, die beispielsweise in Pflanzen vorkommen. In tierischen Nahrungsmitteln ist Cholesterin enthalten, das in die Schlagzeilen geraten ist. Auch hier muss man wissen: Cholesterin ist eine Substanz, die der Körper braucht. Nur sollte man es eben nicht maßlos dem Organismus zuführen.

◆ Essen soll nicht nur Befriedigung eines Grundbedürfnisses, sondern auch ein Genuss sein. Deshalb kommt es darauf an, Speisen gut zu würzen. Greifen Sie dafür nicht nur zum Salz. Erstens bietet die Küche verschiedener Länder so viele gut schmeckende Gewürze, dass es viel zu langweilig wäre, sich auf dieses eine zu beschränken. Außerdem ist Salz, jedenfalls in großen Mengen genossen, nicht gesund. Wählen Sie lieber frische Kräuter, Zitronensaft, Pfeffer oder zum Beispiel Ingwer.

◆ Totale Verbote sollte es auf Ihrem Speiseplan nicht geben. Es sei denn, es besteht eine Unverträglichkeit gegen ein bestimmtes Produkt. Generell sollten Sie sich erlauben, worauf Sie Lust haben. Die Seele spielt nämlich im Zusammenhang mit der Ernährung eine erhebliche Rolle. Viele essen aus Einsamkeit oder Kummer. Andere wieder bekommen gerade dann nichts herunter und verlieren Gewicht. Wer sich rigoros etwas verbietet, nur weil es möglicherweise seiner Figur schaden könnte, wird auf Dauer unzufrieden. Geben Sie Ihrem Verlangen ruhig mal kontrolliert nach.

◆ Süßigkeiten geraten stets in die Kritik, wenn es um gesunde Ernährung geht. Meiner Ansicht nach gehören sie dazu (s. vorigen Punkt). Allerdings sollte der Verzehr auf ein geringes Maß eingeschränkt werden. Die Zähne leiden erwiesenermaßen unter starkem Zuckerkonsum. Außerdem ersetzt das Naschen nicht selten die ausgewogene Mahlzeit. Eine solches Vorgehen ist auf jeden Fall zu verurteilen.

◆ Vollkornprodukte enthalten für den Körper wichtige Ballaststoffe in großer Menge. Achten Sie beim Kauf von Brot, Nudeln oder Reis deshalb darauf, dass es sich um Produkte aus dem vollen Korn handelt. Allerdings gilt auch hier: Der Spaß am Essen soll nicht zu kurz kommen. Wenn Sie also absolut keine Vollkornnudeln mögen oder der Kloß aus Vollkornmehl

Ihnen nicht schmeckt, bleiben Sie bei Ihrer alten Gewohnheit. In anderen Bereichen wird Ihnen der Wechsel leichter fallen. Geben Sie sich damit zufrieden.

◆ Rohes Gemüse und Obst enthalten wertvolle Substanzen, die Sie täglich benötigen. Beim Kochen geht viel davon verloren. Essen Sie daher möglichst oft rohe Produkte. Beim Erhitzen sollten Sie behutsam vorgehen und das Gemüse niemals verkochen lassen.

◆ Mit Eiweiß ist es ähnlich wie mit dem Fett. Wir benötigen es, sollten aber darauf achten, woher das Eiweiß kommt, das wir unserem Körper zuführen. Pflanzliches Eiweiß ist sehr gesund und sollte unbedingt auf dem Speiseplan stehen. Bei tierischem Eiweiß sieht es schon anders aus. In Maßen verzehrt ist es ebenfalls gut. Zu viel davon kann jedoch zu einer unerwünschten Anreicherung mit bestimmten Substanzen führen, die wiederum Stoffwechselstörungen auslösen kann.

◆ Trinken ist wichtig. Als Richtwert können Sie sich merken, dass Sie mindestens 1 1/2 bis 2 Liter Flüssigkeit täglich benötigen. Dabei ist es durchaus nicht egal, was Sie trinken. Mineralwasser und Kräutertees oder auch ungesüßte Fruchtsäfte sind sehr gut geeignet. Kaffee, schwarzen Tee oder gar Alkohol dürfen Sie nicht mitrechnen. Zählen Sie für sich mit, wie viel Flüssigkeit Sie zu sich genommen haben, bis Sie sich daran gewöhnt haben und automatisch ausreichend trinken.

In diesem Kapitel bekommen Sie jede Menge Rezeptvorschläge, die Ihnen helfen, einen Beitrag zur gesunden Ernährung zu leisten. Da Holunder viele wichtige Vitamine und Mineralstoffe enthält, ist er dafür bestens geeignet. Hinzu kommt, dass sowohl Beeren als auch Blüten sich in ganz verschiedener Art zubereiten lassen. Es besteht also nie die Gefahr, dass Eintönigkeit aufkommt, nur weil Sie regelmäßig die gesundheitlichen Vorzüge dieser Pflanze in der Küche nutzen möchten. Von alkoholischen Getränken bis zur Marmelade finden Sie auf den nächsten Seiten schmackhafte Anregungen, die Sie unbedingt ausprobieren sollten.

Getränke mit und ohne Alkohol

Sommertee

ca. 160 kcal.

1 TL Holunderblüten
Schale einer unbehandelten Zitrone
40 g Zucker

Zutaten in einen kleinen Topf geben. Eine Tasse Wasser aufgießen und zum Kochen bringen. Wenn sich der Zucker vollständig gelöst hat, Mischung vom Herd nehmen und abkühlen lassen.
Zum Schluss durch ein feines Sieb geben. Den Tee nach Geschmack mit Wasser verdünnen und mit Eiswürfeln servieren.

Holundersirup

ca. 30 kcal. pro EL

15 Holunderblütendolden
1 l Wasser
500 g Zucker
2 Zitronen (unbehandelt)
20 g Zitronensäure

Blütendolden in kaltem Wasser gründlich abspülen und auf ein Küchentuch legen. Wasser erhitzen. Zucker zufügen und rühren, bis er sich vollständig aufgelöst hat. Zitronen unter heißem Wasser abbürsten und in Scheiben schneiden. Das Zuckerwasser vom Herd nehmen. Die Zitronenscheiben und die Dolden hineinlegen. Topf für etwa zwei Tage an einen warmen, möglichst sonnigen Platz stellen.
Nach zwei Tagen Zitronenscheiben und Blüten entnehmen und die Flüssigkeit durch ein Sieb gießen. Zitronensäure zugeben und Sirup in sterile Flaschen füllen. Den Sirup bei Bedarf mit Mineral- oder Leitungswasser verdünnen und mit Eiswürfeln servieren.

Alkoholfreier Punsch

ca. 80 kcal. pro Glas (200 ml)

1 l schwarzer Tee
1 l Holundersaft
1/4 l Apfelsaft
1/4 l Orangensaft
Zimt, Nelke, Vanilleschote
brauner Zucker

Den abgekühlten schwarzen Tee mit dem Apfel-, Orangen- und Holundersaft vermischen. Vanilleschote auskratzen und Mark in den Saft geben. Nach Geschmack ein bis zwei Nelken und eine Prise Zimt zugeben und kräftig umrühren. Den Punsch erhitzen und mit braunem Zucker abschmecken.
Wer mag, kann dem Holunderpunsch mit einem Glas braunem Rum zusätzlich Würze geben.

Holundersekt

ca. 110 kcal. pro Glas (200 ml)

8 Holunderblütendolden
1 Zitrone (unbehandelt)
150 ml Apfelsaft
500 g Zucker
3 1/2 l Wasser

Blütendolden in kaltem Wasser vorsichtig waschen und leicht abtropfen lassen. Dolden in ein großes Gefäß geben. Zitrone in Scheiben schneiden und mit dem Zucker und dem Apfelsaft zufügen. Wasser aufkochen, anschließend vollständig abkühlen lassen und ebenfalls in das Gefäß geben.
Topf oder Krug für etwa vier Tage an einem sonnigen Platz aufbewahren. Täglich einmal umrühren.
Nach vier Tagen Flüssigkeit durch ein Tuch geben und so von Zitronenscheiben und Dolden

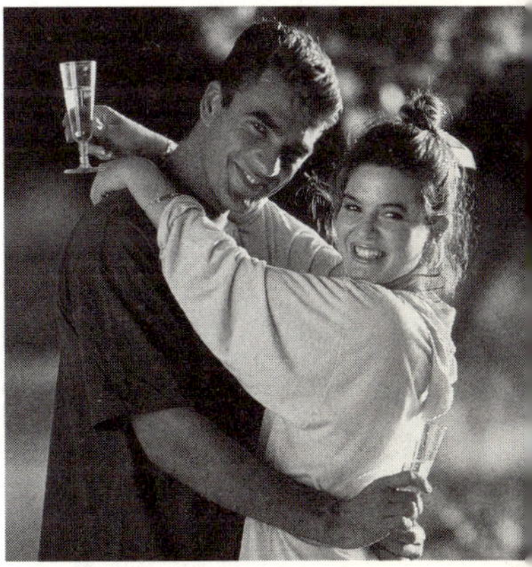

Holundersekt zum Genießen

befreien. Saft in sterile Flaschen füllen, die möglichst mit einem Schraubdeckel zu verschließen sind.
Flaschen in einem kühlen Raum lagern, damit der Saft vergären kann. Es bietet sich an, Zeitungs- oder Küchenpapier unterzulegen, weil während des Gärungsprozesses Schaum überlaufen kann. Flaschen einen Monat stehen lassen. Von Zeit zu Zeit kontrollieren und auslaufenden Schaum vorsichtig abwischen.
Nach ca. vier Wochen sollte der Sekt fertig sein. Flaschen reinigen. Vor dem Genuss sollte der Holundersekt im Kühlschrank gelagert werden.
Für Holundersekt gibt es zahlreiche Rezepte. Man benötigt dafür zum Beispiel Weinsteinsäure oder Weingeist. Bei dem genannten Rezept handelt es sich um eine recht einfache Variante, deren Zutaten ohne großen Aufwand zu besorgen sind. Das Ergebnis wird Sie überzeugen.

Holunderlikör

ca. 40 kcal. pro Glas (20 ml)

1 kg Holunderbeeren
2 Gewürznelken
Prise Zimt
1 l Wodka
400 g Zucker

Beeren gründlich waschen und aussortieren. Auf einem Küchentuch abtropfen lassen. Die Früchte in einen Topf geben und zerdrücken. Mit den Nelken und dem Zimt würzen und gut durchrühren. Fruchtmus in Flaschen mit möglichst weiter Öffnung füllen. Den Wodka gleichmäßig darüber verteilen.
Flaschen fest verschließen und für ca. drei Wochen an einen warmen, möglichst sonnigen Platz stellen. Flaschen täglich einmal aufschütteln.
Danach die Masse durch Filterpapier geben und die Flüssigkeit auffangen. Aus $^1/_4$ l Wasser und dem Zucker einen Sirup kochen und anschließend abkühlen lassen. Sirup über die Holundermasse geben, kräftig umrühren und eine halbe Stunde ziehen lassen. Anschließend den Sirup mit der Beerenmasse wieder durch ein Sieb oder besser Filterpapier geben.
Die aufgefangene Flüssigkeit mit dem Wodka mischen und in sterile verschließbare Flaschen abfüllen.

Kaltschale, Dessert und Suppe

Süße Kaltschale

ca. 600 kcal.

1 Hand voll frischer Holunderblüten
1/2 l Milch
1 bis 2 EL Honig
Stärke
Salz
1 Eigelb
Zucker und Zimt

Blüten gründlich waschen und von eventuell noch vorhandenen Blättern und Stielen befreien. In der Milch köcheln lassen. Blüten aus der Milch sieben. Verbleibende Flüssigkeit mit Honig süßen und anschließend mit Stärke binden. Masse abkühlen lassen, dann das Eigelb unterrühren. Mindestens eine halbe Stunde in den Kühlschrank stellen und mit Zucker und Zimt servieren.

Holunderkompott

4 Portionen, ca. 240 kcal. pro Portion

1 kg Holunderbeeren
100 g Gelierzucker
1/2 l Grapefruitsaft

Beeren waschen. Unreife oder schlechte Früchte aussortieren. Die Beeren mit dem Zucker vermischt in eine Schüssel geben und über Nacht ziehen lassen.
Am nächsten Tag die Früchte vom Saft trennen. Beeren in Einmachgläser geben. Holunder- und Grapefruitsaft mischen und gleichmäßig auf die Gläser verteilen. Gläser gut verschließen, in kaltes Wasser stellen, langsam erhitzen, bis die Fruchtmischung eingekocht ist.

Tipp: Schmeckt besonders gut zu Vanille- oder Grießpudding

Sorbet aus Holunderblüten

4 Portionen, ca. 280 kcal. pro Portion

1 Schüssel frische Holunderblüten
1 l Wasser
250 g Zucker
100 ml Weißwein
50 ml Grapefruitsaft
1 Eiweiß

Blüten gründlich waschen und anschließend abtropfen lassen. Wasser, Wein und Grapefruitsaft mit dem Zucker verrühren, bis dieser sich aufgelöst hat. Blüten in die Flüssigkeit geben und zwei Tage stehen lassen.
Flüssigkeit durchsieben und ins Gefrierfach stellen. Nach einigen Tagen aus dem Tiefkühlschrank nehmen, antauen lassen und mit dem Rührgerät, Pürierstab oder in der Küchenmaschine mit Messereinsatz aufschlagen.
Eiweiß steif schlagen und unterheben. Dann nochmals durchfrieren lassen.

Suppe mit Klößchen

4 Portionen, ca. 700 kcal. pro Portion

½ l Milch
2 EL Zucker
Prise Salz
200 g Maisgrieß
2 Eigelb
1 l Holundersaft
1 l Apfelsaft
4 Nelken
4 EL Stärke
brauner Zucker

Milch mit Zucker und einer Prise Salz aufkochen. Maisgrieß unter ständigem Rühren zugeben und etwa fünf Minuten kochen lassen (s. Anleitung laut Packung). Weitere zehn Minuten bei milder Hitze quellen lassen. Nicht mehr kochen. Auf Handwärme abkühlen lassen und dann Eigelbe unterrühren. Mit einem Teelöffel Klößchen abstechen und in kochendes Wasser geben. Etwa zehn Minuten garen.
Inzwischen Holunder- und Apfelsaft mit Nelken erhitzen. Speisestärke in Wasser auflösen und unterheben. Mischung aufkochen und mit braunem Zucker abschmecken. Die Suppe vom Herd nehmen und die Klößchen zufügen.

Tipp: Wenn es schnell gehen soll, können Sie auf die Klößchen verzichten. Bereiten Sie einfach die Suppe wie beschrieben zu. Rösten Sie Toastbrot auf milder Stufe. Legen Sie vor dem Servieren jeweils eine Scheibe in jeden Teller und geben dann die heiße Suppe darüber.

Marmelade und Gelee

Jeder, der bereits Erfahrungen mit dem Einmachen hat, weiß um die kleinen Tricks, aber auch um die Tücken. Die meisten entwickeln ihre eigene Vorgehensweise. Auch arbeitet erfahrungsgemäß jeder gern mit bestimmten Zutaten. So gibt es Hausfrauen, die bei der Verarbeitung von Holunder generell ein Päckchen Zitronensäure mit aufkochen. Wenn in den folgenden Rezepten normaler Gelierzucker empfohlen ist, können Sie stattdessen natürlich auch Extra Gelierzucker verwenden. Sie müssen dann nur entsprechend der Packungsaufschrift die Menge ändern. Beachten Sie unbedingt auch die unterschiedliche Einkochzeit. Gleiches gilt für flüssige Geliermittel. Ein paar Grundregeln sollten Sie auf jeden Fall beherzigen, damit die eigene Marmelade oder das Gelee gelingen und möglichst lange haltbar sind.

Goldene Regeln

- Achten Sie pingelig auf Sauberkeit. Wenn Arbeitsmaterial und Gefäße nicht wirklich keimfrei sind, haben Sie nicht lange Vergnügen an Ihren selbst gemachten Produkten.
- Stellen Sie lieber kleine Mengen her. Selbst bei sorgfältigster Zubereitung ist die Haltbarkeit begrenzt. Es wäre schade, wenn Sie etwas wegwerfen müssten. Bedenken Sie, dass man nicht jeden Tag den gleichen Brotaufstrich essen mag. Außerdem besteht die Gefahr, dass Sie es nicht schaffen, die große Menge Früchte an einem Tag zu verarbeiten.
- Sortieren Sie die Früchte, die Sie verwenden wollen, sorgfältig aus. Eine einzige Beere, die bereits verdirbt, kann Ihre ganze Arbeit zunichte machen.

◆ Füllen Sie die Einmachmasse jeweils heiß ein. Wischen Sie die Ränder der Gläser gründlich ab. Auch das feste Verschließen ist wichtig. Am besten eignen sich übrigens so genannte Twist-off-Verschlüsse. Sie lassen sich leicht und vor allem luftdicht verschließen, sodass keine Bakterien eindringen können.

◆ Beschriften Sie Ihre gefüllten Einmachgläser. Auf das Etikett gehört nicht nur die genaue Bezeichnung des Inhalts, sondern auch das Herstellungsdatum. Außerdem können Sie notieren, ob Alkohol enthalten ist oder nicht.

Holundermarmelade mit Schuss

ca. 40 kcal. pro EL

500 g Holunderbeeren
500 g Gelierzucker
Saft von einer halben Orange
2 EL Sambuca

Beeren gründlich waschen. Unreife und schlechte Früchte aussortieren. Die restlichen Holunderbeeren in einen großen Topf geben und zerdrücken. Zucker und Orangensaft zufügen und gut durchrühren.
Mischung über Nacht ziehen lassen.
Am nächsten Tag aufkochen und etwa fünf Minuten kochen lassen.
Sambuca unterrühren. Die Marmelade anschließend heiß in Gläser füllen und diese sofort fest verschließen.

Schweizer Holunderaufstrich

ca. 30 kcal. pro EL

1 kg Holunderbeeren
250 g Zucker
Prise geriebene Muskatnuss
Prise Zimt

Beeren gut waschen, von unreifen oder schlechten Früchten befreien und auf Küchenpapier abtropfen lassen. Bei mäßiger Hitze in einem Topf erwärmen, bis die Beeren platzen. Masse durch ein Sieb geben und Fruchtmark auffangen. Mark mit dem Zucker unter ständigem Rühren dick einkochen. Mit Muskat und Zimt abschmecken und heiß in sterile Gläser füllen.

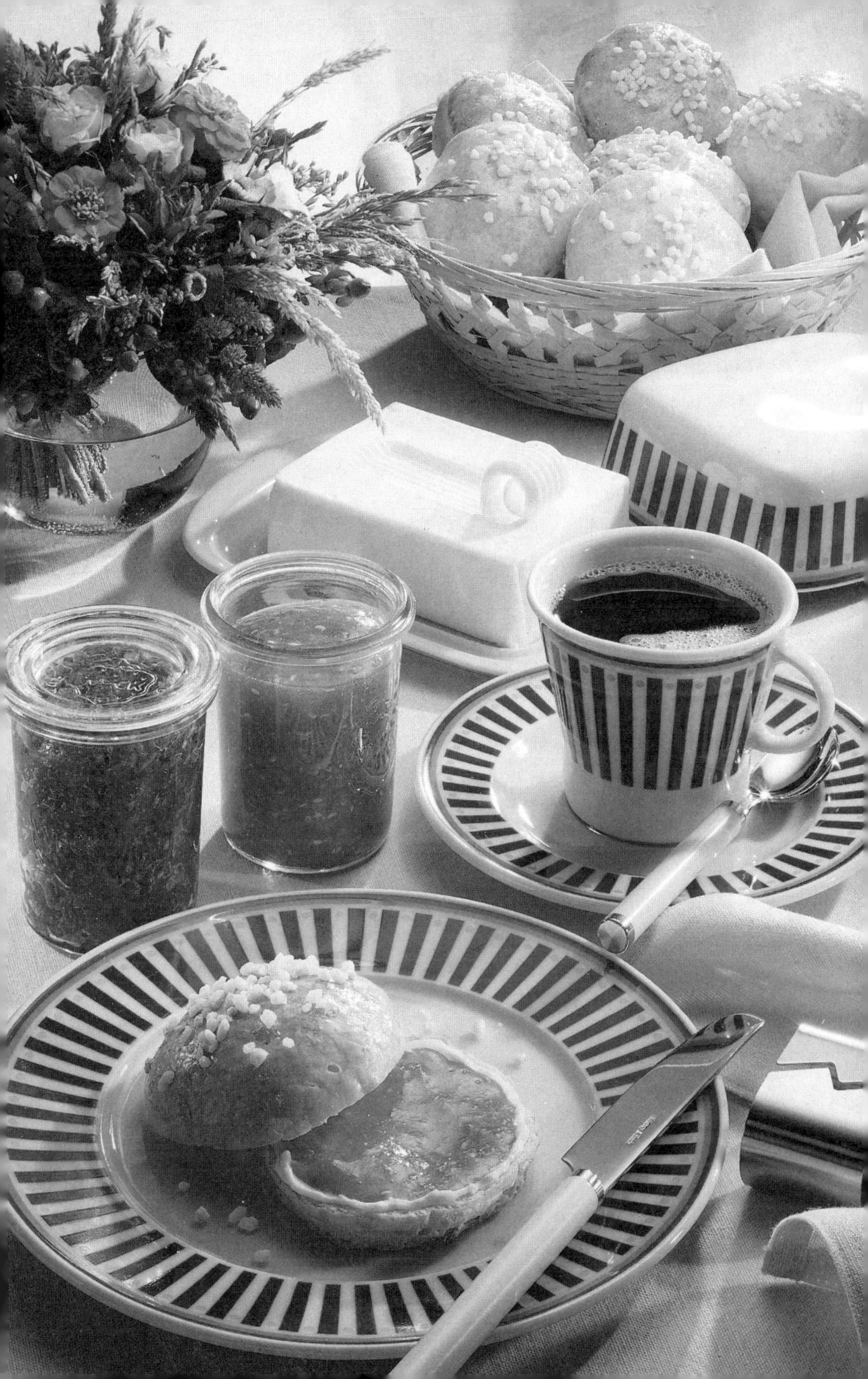

Holundergelee mit Schuss

ca. 40 kcal. pro EL

1 l Holundersaft
1 kg Gelierzucker
Saft einer Grapefruit
2 EL weißer Rum

Holundersaft, Zucker und Grapefruitsaft in einen großen Topf geben und aufkochen. Fünf Minuten kochen lassen. Anschließend den Rum unterrühren. Die Flüssigkeit heiß in sterile Gläser abfüllen und diese sofort fest verschließen.

Holunder-Birnen-Gelee

ca. 40 kcal. pro EL

500 g Birnen
$^1/_4$ l Holundersaft
500 g Gelierzucker
Saft von einer halben Orange

Birnen schälen, vom Kerngehäuse befreien und in mundgerechte Stücke schneiden. Zusammen mit dem Holundersaft, dem Gelierzucker und dem Orangensaft in einen großen Topf geben und aufkochen.
Etwa fünf Minuten kochen lassen. Heiß in sterile Einmachgläser füllen und diese sofort fest verschließen.

Holunder-Erdbeer-Gelee

ca. 40 kcal. pro EL

500 g Erdbeeren
1 Hand voll frischer Holunderblüten
500 g Gelierzucker
Prise Pfeffer

Erdbeeren in kaltem Wasser waschen und von Blättern befreien. Im Entsafter oder in der Obstpresse ausdrücken. Restliches Fruchtmus in ein Sieb geben und abtropfen lassen.
Holunderblüten waschen, abtropfen lassen und von Stielen und Blättern befreien. In ein Mull- oder Leinentuch geben, zubinden und in den Saft legen. Gelierzucker und etwas Pfeffer in den Saft rühren und kurz

aufkochen lassen. Nach etwa einer Minute Tuch mit den Blüten ausdrücken und entnehmen. Drei bis vier Minuten weiterkochen lassen. Anschließend in Gläser abfüllen und sofort verschließen.

Tipp: Bewahren Sie ein paar gut gewaschene, besonders schöne Blüten auf. Lassen Sie diese gut abtropfen und legen Sie sie dann auf den Boden der sterilen Gläser. Füllen Sie das Gelee darauf. Das sieht hübsch aus. Die Blüten können bedenkenlos verzehrt werden.

Holunder-Kürbis-Marmelade

ca. 40 kcal. pro EL

500 g Holunderbeeren
500 g Kürbisfleisch
1 kg Gelierzucker
Saft von einer Zitrone
kleine Ingwerknolle

Holunderbeeren waschen und schlechte sowie unreife Beeren aussortieren. Kürbis in kleine Würfel schneiden und in der Küchenmaschine pürieren. Die Beeren in einen großen Topf geben und gut zerdrücken. Das Kürbispüree dazugeben und gründlich vermischen. Zucker, Zitronensaft und geriebenen Ingwer unterrühren. Mischung fünf Stunden ziehen lassen. Aufkochen und fünf Minuten kräftig weiterkochen lassen. Die Marmelade in sterile Gläser füllen und diese sofort fest verschließen.

Holunderbeerhonig

ca. 60 kcal. pro EL

500 g Honig
3 EL Holundersaft
Vanilleschote

Honig im Topf im heißen Wasserbad erwärmen, bis er sehr weich bis flüssig ist. Holundersaft unterrühren. Vanilleschote auskratzen und das Mark in den Honig geben. Gründlich durchrühren und in ein verschließbares Glas abfüllen.

Gebäck mit Holunder

Holunderkuchen

ca. 260 kcal. pro Stück

Teig:
100 g Sesam
200 g Weizenmehl
50 g Margarine
100 g Ahornsirup
3 EL Milch

Extra: Margarine zum Einfetten der Backform

Belag:
500 g Speisequark
100 g Honig
1 Ei
2 EL Milch
2 EL Zitronensaft
100 g getrocknete Holunderbeeren

Sesam ohne Fett in einer Pfanne golden rösten, abkühlen lassen und mit dem Mehl mischen. Margarine in kleinen Flöckchen über das Mehl geben. Mischung mit den Händen durchkneten, bis alles zu Flocken verarbeitet ist. Ahornsirup und Milch langsam zugeben und vorsichtig verrühren, bis eine krümelige Teigmasse entstanden ist.
Mit kalten Händen den Teig nochmals kneten, eine Kugel daraus formen und das Ganze zwei Stunden im Kühlschrank ruhen lassen.
Inzwischen Quark, Honig und Ei miteinander verrühren. Anschließend Milch, Zitronensaft und die getrockneten Holunderbeeren unterheben.
Runde Backform (26 cm Durchmesser) einfetten. Den Teig hineingeben und mit kühlen Händen gleichmäßig verteilen. Einen etwa drei cm hohen Rand formen. Mit einer Gabel ein paar Löcher in den Teig stechen. Quarkmasse gleichmäßig in der Form verteilen.
Den Kuchen bei 175 Grad im nicht vorgeheizten Ofen etwa 45 Minuten backen.

Holunderküchlein

ca. 90 kcal. pro Stück

Für 12 Stück:
1 Ei
1 Tasse Milch
Prise Salz
1 EL Speiseöl
100 g Mehl
12 frische Holunderblütendolden
500 g Butterschmalz
2 EL Vanillezucker
1/2 TL Zimt

Ei, Milch, Salz und Öl gründlich miteinander verquirlen. Mehl unter ständigem Rühren zufügen. Weiterrühren, bis ein glatter Teig entsteht. Während der Teig bei Zimmertemperatur ruht, die ganzen Blütendolden gründlich mit kaltem Wasser abspülen, von welken Blüten befreien und auf einem Küchentuch abtropfen lassen. Butterschmalz in der Fritteuse oder einem Topf erhitzen. Dolden einzeln in den Teig tauchen und im Fett schwimmend ausbacken. Wenn die Küchlein goldbraun sind, mit einem Schaumlöffel entnehmen und auf Küchenpapier von überschüssigem Fett befreien. Im Ofen warm halten, bis alle Küchlein fertig sind. Auf eine Platte geben, mit Vanillezucker und Zimt bestreuen und warm servieren.

Tipp: Es gibt verschiedene Möglichkeiten, um die ideale Temperatur des Fetts festzustellen. Wenn Sie wissen möchten, ob das Butterschmalz heiß genug ist, können Sie beispielsweise einen kleinen Würfel Weißbrot hineinwerfen. Wird er innerhalb weniger Sekunden braun, ist die Temperatur in Ordnung. Nachteil dieser Methode ist, dass Sie mehrere Brotstückchen benötigen, wenn bei den ersten Versuchen die gewünschte Hitze noch nicht erreicht ist. Außerdem riskieren Sie, einen verbrannten Brotwürfel im Fett zu haben, wenn die Temperatur bereits zu hoch ist. Alternativ können Sie die Probe mit einem Holzlöffel machen. Tunken Sie ihn in das Fett. Wirft er nur langsam einige Bläschen, sollten Sie noch ein paar Sekunden warten. Die richtige Hitze ist erreicht, wenn sich um den Löffel Schaum bildet, bzw. es zu sprudeln beginnt.

Holunderpfannkuchen

ca. 280 kcal. pro Stück

Wenn Ihnen die ausgebackenen Holunderküchlein zu fett sein sollten, sind Pfannkuchen eine prima Alternative. Hier ein Rezeptvorschlag dafür:

Teig:
200 g Weizenmehl
100 g Haferflocken
$^1/_2$ l Milch
4 Eier
Prise Salz

Außerdem:
8 Holunderblütendolden
Butter zum Backen
Zucker und Zimt zum Bestreuen

Das Mehl in eine Schüssel sieben und mit den Haferflocken vermischen. Milch und Eier gut miteinander vermischen und aufschlagen. Salz darunter rühren. In das Mehl eine Mulde drücken. Milch-Ei-Mischung in die Mulde geben und mit dem Mehl verrühren. Wenn alle Zutaten zu einem Teig vermischt sind, diesen 15 Minuten ruhen lassen.
Inzwischen die Dolden unter kaltem Wasser waschen, von welken Blüten befreien und auf Küchenpapier abtropfen. Butter in einer Pfanne erhitzen. Eine kleine Kelle voll Teig in die Pfanne geben. Eine Blütendolde darauf legen und leicht andrücken. Den Pfannkuchen von beiden Seiten goldbraun backen.
Auf diese Weise alle acht Dolden in acht Pfannkuchen einbacken. Mit Zucker und Zimt bestreut heiß servieren.

Holunderessig

Selbst Essig zuzubereiten, ist nicht ganz einfach, lohnt sich aber umso mehr. Sie werden schnell feststellen, dass Sie ein bekömmliches, sehr schmackhaftes Produkt erhalten, das auch als Geschenkidee gut ankommt. Sie können natürlich auch fertigen Essig weiterverarbeiten und mit Holunderbeeren ansetzen. Für beide Variationen finden Sie hier das passende Rezept.

Hausgemachter Holunderessig

ca. 10 kcal. pro EL

1/2 l Rotwein
1/4 l Weinessig
1 Stückchen Sauerteig
150 g Holunderbeeren

Weinessig in eine Flasche mit großer Öffnung füllen. Einige Tage stehen lassen, bis sich Flocken gebildet haben. Flocken abschöpfen und mit dem Rotwein in ein offenes Glasgefäß geben.
Sauerteig in ein Stück Mull oder Leinen wickeln und in den Wein hängen.
Nach vier bis fünf Tagen Sauerteig entfernen. Gefäß mit Mull oder Leinen fest zudecken und weitere fünf Tage an einem hellen Ort stehen lassen.
Beeren waschen und von Stielen und Blättern befreien. In eine Flasche mit weiter Öffnung geben. Rotwein auf die Beeren geben. Flaschenöffnung mit Mull oder Leinen zubinden.
Nach etwa fünf Tagen probieren. Ist der Holundergeschmack noch zu schwach, weitere Tage ziehen lassen. Ansonsten Flüssigkeit abseihen, in eine saubere Flasche füllen und am besten mit einem Korken verschließen.

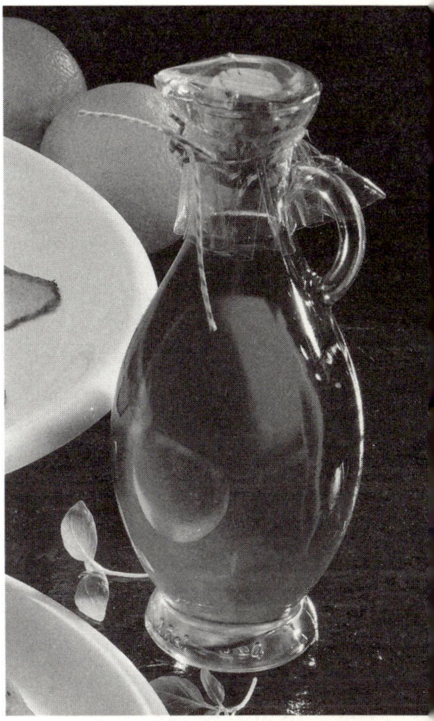

Holunderessig: auch ein ideales Mitbringsel

Einfacher Holunderessig

ca. 10 kcal. pro EL

1/2 l Rotwein	150 g Holunderbeeren
4 EL Essigessenz	

Rotwein und Essigessenz miteinander vermischen und einige Tage ziehen lassen. Beeren reinigen und in eine Flasche mit weiter Öffnung geben. Rotwein-Essenz-Mischung darauf geben. Flaschenöffnung mit Mull oder Leinen zubinden.
Nach einer Woche probieren. Je nach gewünschter Intensität bereits abfüllen oder weiter ziehen lassen.

Raffinierte Holunder-Idee

Englische Sauce

ca. 280 kcal.

1/2 l Weinessig	50 Pfefferkörner
500 g Holunderbeeren	15 Nelken
1 TL Salz	1 Zwiebel
Prise Muskat	1 Stückchen Ingwer

Beeren waschen und mit dem Essig am besten in ein Steingefäß geben.
In den 50 Grad warmen Ofen stellen und dort über Nacht ziehen lassen.
Flüssigkeit abgießen. Salz, Muskat, Pfefferkörner und Nelken dazugeben.
Zwiebel sehr fein hacken und in die Flüssigkeit rühren. Kleines Stück Ingwerwurzel reiben und unterheben.
Mischung etwa zehn Minuten kochen lassen. Sauce noch heiß in sterile Flaschen füllen und gut verschließen. Die englische Sauce schmeckt lecker zu Fleisch und ist besonders lange haltbar.

Holunder – ein sagenhafter Strauch

In diesem Kapitel erfahren Sie Interessantes und Wissenswertes aus der Welt der Sagen und Mythen. Dort hat der Holunderstrauch nämlich seit jeher eine große Bedeutung. Schon die vielen unterschiedlichen Namen, die man dem Gewächs gegeben hat, lassen ahnen, dass Menschen sich in vielfältiger Weise damit beschäftigt haben. So nennt man ihn Holunder und Flieder aber auch Alhorn, Elderbaum, Eller, Flier, Holder, Holler, Husholder, Keilken, Kisseke, Pisseke oder auch Zibke. Steinzeitmenschen haben sich bereits aus Holunderbeeren Mus gekocht, wie Funde in der Schweiz beweisen. Und auch die alten Römer wussten die Früchte zu schätzen. Gerade hat man an der Mittelmosel die älteste römische Kelteranlage in Deutschland freigelegt. Dort entdeckten die Archäologen neben Traubenkernen auch Holunderrückstände. Der Saft wurde Rotwein zugesetzt, um eine kräftig rote Farbe zu bekommen. Die alten Germanen verehrten den Baum als Schutz- und Allheilmittel. Sie glaubten, dass er das Böse im Allgemeinen fern hielt. Er galt als Schutz vor Feuer und Verwünschungen. Außerdem nahm man an, dass Metallgegenstände, die mit Holunderblättern abgerieben wurden, nicht rosteten. Wer das weiß und die heilsame Wirkung der verschiedenen Pflanzenteile kennt, wird nachvollziehen können, dass im Mittelalter das Sprichwort geprägt wurde: „Vor dem Holunder muss man den Hut ziehen.“ In diesem Kapitel sind die interessantesten Geschichten um die Wunderpflanze gesammelt. Erzählen Sie doch mal bei einem Gläschen Holundersekt mit einem Holunderküchlein auf dem Tisch von Märchen und Aberglauben. Sie werden sicher gespannte Zuhörer finden.

Hans Christian Andersen und die Mutter Holunder

Der dänische Schriftsteller Hans Christian Andersen ist vor allem mit seinen Märchen berühmt geworden. In Odense, seiner Geburtstadt, kann man heute noch das Haus sehen, in dem er mit seiner ganzen Familie in nur einem Raum gelebt hat. Und man kann in einem Museum Briefe, Bilder, Manuskripte und Stücke aus dem Besitz des Erzählers bewundern. Außerdem findet man dort die vielen Bücher, die er geschrieben hat und die in über hundert Sprachen übersetzt worden sind. Andersen war ein ungewöhnlicher Mann. Er blieb sein Leben lang allein, weil er die Frau, die er bewunderte, nicht erobern konnte. Das mag an seiner Scheu und an seinen vielen Ängsten gelegen haben. Er hatte Sorge, von Obstsuppe Bauchschmerzen zu bekommen und verzichtete deshalb darauf. Es bereitete ihm Kopfschmerzen, dass er womöglich mit dem Gesetz in Konflikt kommen könnte. Auf der Straße konnte es passieren, dass ihn von einer Sekunde auf die andere Panik ergriff. Das Gefühl war so stark, dass er sich bei einem wildfremden Mensch einhaken musste, um sich zu beruhigen. Die größte Angst hatte er aber davor, dass man ihn für tot hielt, obwohl er nur schlief. Er glaubte, man würde ihn womöglich lebendig begraben. Um all diese Befürchtungen zu vertreiben, trank Hans Christian Andersen oft und gern Holundertee. Er schätzte die beruhigende Wirkung und mochte den Geschmack. Vielleicht hat er deshalb dem Strauch auch ein Märchen gewidmet. Es heißt: „Mutter Holunder“. Darin geht es um einen kleinen Jungen, der sich nasse Füße geholt hat und nun erkältet ist. Die Mutter bringt ihm eine Kanne mit Holundertee. Der Kleine möchte unbedingt ein Märchen hören. Da hebt sich der Deckel der Teekanne und Holunderzweige mit vielen weißen duftenden Blüten wachsen heraus. Sie verbreiten sich im ganzen Zimmer. Und mitten in den Zweigen hockt eine Frau, die Mutter Holunder. Sie erzählt dem Jungen die Geschichte eines alten Ehepaares, das sich nicht erinnern kann, wann es seinen Hochzeitstag feiert. Aber die beiden erinnern sich an all die wichtigen Stationen in ihrem gemeinsamen Leben. Für den Jungen ist das nur eine Geschichte und kein Märchen. Da nimmt Mutter Holunder ihn auf den Arm. Sie verwandelt sich in ein junges Mädchen. Gemeinsam reisen die beiden durch ganz Dänemark. Sie sammeln die wundervollsten Eindrücke und sehen die schönsten Dinge an. Und über allem hängt der Duft des Holunderstrauchs. Der Junge wird erwachsen. Es dauert gar nicht lange, bis er selbst mit seiner Frau unter einem Holunderbaum sitzt und goldene Hochzeit feiert. Und natürlich taucht wieder Mutter Holunder auf und erklärt ihm, dass sie in Wirklichkeit die Erinnerung ist.

Aberglaube

Unglück und Zerstörung

Dem Holunder werden jede Menge positive Eigenschaften zugesprochen. So glaubte man beispielsweise, dass ein Gichtkranker seine Beschwerden loswerden kann, wenn er eine Seilschlinge, die er auf einer Kreuzung gefunden hat, in den Holunder hängt. Dazu musste er Folgendes sprechen: „Holder, ich habe die Gicht und du hast sie nicht, nimm sie mir ab, dann hab ich sie auch nicht!" Geholfen haben wird dieses Ritual wohl kaum. Der Patient hätte sich mit einer Holundersalbe oder mit Umschlägen aber sicher Linderung verschaffen können. Neben den hohen Erwartungen, die man an die Kraft der Pflanze hatte, fürchtete man sie auch. So erzählt die Sage, dass an der Dorfkirche in Nortorf bei Schleswig ein Holunderstrauch stand. Wenn er eine bestimmte Höhe erreicht haben würde, kämen Feinde, die die Bürger angreifen und ein furchtbares Blutbad anrichten würden. Als 1813 wirklich Feinde auftauchten, fällten die Nortorfer den Holunder, um so die Prophezeiung zu entkräften. Ob sie sich damit einen Gefallen getan haben? Schließlich gab es aus der vorchristlichen Zeit, in der Holunder als heilig verehrt wurde, Verbote, einen Holderbaum abzuschlagen oder auch zu verstümmeln. Wer auch nur einen Zweig abschneiden wollte, musste auf die Knie fallen und versprechen: „Frau Ellhorn gib mir was von deinem Holz, dann will ich dir von meinem auch was geben." Die Sage berichtet von einem Mann in Schlesien, der sich um solche Dinge nicht gekümmert hat.

Er fällte einen Holunder. Ein Jahr darauf brannte sein Haus ab. Übrigens sagte man auch, dass ein Familienmitglied sterben muss, wenn am Haus ein Holunder verdorrt. Einem weiteren Aberglauben zufolge bringt es Unglück, wenn das Holz des Holunders verbrannt wird. Das dürfen nur Witwen und Waisen tun, ohne dass man Krankheit oder sonstiges Unheil erwarten muss.

Warum die Menschen solche Angst hatten, dass der Holunder sie ins Unglück stürzen könne, ist heute schwer zu sagen. Eine Theorie ist, dass eine Heilige aus der Schweiz mit dem Holz der Pflanze verbrannt wurde. Eine andere besagt, dass die Mutter Gottes unter den Zweigen des Strauchs Rast machte, als sie auf dem Weg nach Ägypten war. Damit verlieh sie ihm etwas Heiliges. Wissenschaftler denken allerdings, dass es sich hier um eine Verwechslung handeln könnte und die Gottesmutter in Wirklichkeit unter einem Haselbaum ausgeruht hat. Am wahrscheinlichsten ist jedoch, dass die Nutzbarkeit nahezu aller Pflanzenteile Respekt eingeflößt hat und das bis heute tut. Schließlich kann man von den Blüten und Beeren essen oder sich daraus schmackhafte Getränke zubereiten. Und nicht zuletzt die große Heilkraft hat die Menschen schon immer beeindruckt. Hinzu kommt, dass die Wurzeln von eindrucksvoller Stärke sind. Selbst wenn Holunder gefällt wurde, wuchs er immer wieder nach. Damit gelang es der Pflanze, die Achtung der Bauern zu erlangen.

Holunder als Schutzbaum

So wie man einerseits glaubte, ein Feuer könne ausbrechen, wenn der Holunder verbrannt oder gefällt wird, sprach man den Zweigen die Fähigkeit zu, vor Bränden zu schützen. Allerdings benötigte man dafür Äste, die in der Silvesternacht geschnitten wurden. Man musste sie zu einem Ring flechten und im Haus aufhängen. Wer sein Vieh vor Hexerei schützen wollte, pflanzte einen Holunderstrauch vor die Stalltür oder fertigte Türgriffe aus dem Holz der Pflanze. Generell glaubte man, dass Holunder Hexen vertreiben kann. Man machte sich diesen Gedanken zu Nutze, indem man in der Walpurgisnacht auf den Feldern und an Häusern Kreuze aus Holunderzweigen verteilte. Nicht nur zur Bekämpfung von Hexen und Zauberern wurde der Beerenstrauch benutzt. Mit seiner Hilfe konnte man angeblich auch erkennen, wer eine Hexe war. Viele Aberglauben ranken sich um dieses Thema. So meinte man in der Schwäbischen Alb zum Beispiel, dass man nur in der Nacht zum Karfreitag um Mitternacht auf dem Kirchhof einen Holunderzweig schneiden und aushöhlen müsse. Während des Gottesdienstes am Karfreitag könne man damit dann die vermeintlichen Magierinnen identifizieren.

Liebe und Tod

Auch in der Erotik hatte der Holunder eine gewisse Bedeutung. So kam er in vielen anzüglichen Liedern und Beschwörungsformeln vor. Man glaubte einerseits, dass er unkeusche Frauen zähmen konnte. Andererseits ging man davon aus, dass die Intensität der Blüte sich auch auf die Liebe auswirkte. In Ungarn und Russland fand der Holunder sogar ganz direkt Verwendung bei der Herstellung diverser Liebeszaubermittel. So wie die Erotik zum Leben gehört, gilt Gleiches für den Tod. Und auch hier existieren zahlreiche Aberglauben und Bräuche. Bei den Friesen galt der Holler beispielsweise als Baum des Todes. Man begrub die Toten unter einem Holunderstrauch. Außerdem wurde mithilfe eines Holunderzweiges für den Sarg Maß genommen und der Kutscher, der den Sarg transportierte, benutzte einen solchen Zweig als Peitsche. Andere Volksgruppen legten die Äste des Strauchs auf die Leiche. In Tirol trägt man bei der Beerdigung ein Holunderkreuz vor dem Sarg her und steckt es anschließend auf das Grab. Man sagt, der Tote sei selig, wenn die Zweige grün werden. Über derartige Bräuche hinaus galt der Holunder häufig auch als todbringend. So hieß es beispielsweise, dass man stirbt, wenn man sich eine Nacht unter einen blühenden Holunderstrauch legt. Auch war es verpönt, Vieh mit einer Rute des Baums zu schlagen, weil es davon eingehen würde.

Holunder – das Orakel der Bauern

Vielfach ging man in der Landwirtschaft davon aus, vom Blühen des Holunders Rückschlüsse auf Ernte oder die zukünftige Wetterlage ziehen zu können. Eine Regel hieß zum Beispiel, dass der Wein sich genauso verhält wie der Holunder. Also konnte man schon an den weißen Blüten und dann an den schwarzen Beeren ablesen, wie sich die Trauben entwickeln würden. Auch für die Getreideernte sollte man diverse Hinweise ablesen können. Eine ungleichmäßige Holunderblüte deutete auf eine ungleichmäßige Ernte hin. Gewitter im Frühjahr, solange der Busch noch kaum Blätter hat, kündigte einen schwachen Ernteertrag an. Für Wetterprognosen dienten folgende Bauernregeln: Trägt der Holunder gleichzeitig Blüten und Beeren, so muss man mit einem strengen Nachwinter rechnen. Und wenn der Strauch Heiligabend frische Triebe hat, kann man sich auf einen sehr zeitigen Frühlingsbeginn freuen. Übrigens haben die meisten dieser Hinweise heute ihre Bedeutung verloren. Allerdings ist es nicht uninteressant, dass gerade der Juni auch in jetzt noch aktuellen Bauernregeln eine große Rolle spielt. So heißt es zum Beispiel: „Auf den Juni kommt es an, ob die Ernte soll bestahn." Und der Juni ist nun mal der Monat der Holunderblüte.

Dem Holunder Krankheiten bringen

Der Holunder- oder Fliederbeerstrauch ist unbestritten eine Heilpflanze, deren Blüten, Blätter und Früchte man gegen unterschiedliche Krankheiten in vielfältiger Weise einsetzen kann. Doch seine vernünftige Anwendung hat nichts mit den Sprüchen zu tun, die man verwendete, um sich von Beschwerden zu trennen. Niemand würde heute mehr auf die Idee kommen, bei abnehmenden Mond einen Bindfaden um einen Holunderbaum zu wickeln und dazu zu sprechen: „Guten Morgen, Herr Flieder. Ich bringe dir mein Fieber. Ich binde dich an. Nun gehe ich in Gottes Namen davon." Oder denken Sie, dass man auf diese Art sein Fieber loswerden kann? Eine andere Möglichkeit war, sich mit einem blühenden Holunderzweig, auf dem Tautropfen saßen, ins Gesicht zu schlagen. Auch davon sollte das Fieber verschwinden. Bei anderen Krankheiten glaubte man, wenn man den Namen des Betroffenen auf einen Zettel schreibt und diesen in das Holz der Pflanze bohrt, würden die Symptome allmählich abebben. Eine etwas schmerzhaftere Art des „Verbohrens" war folgende: Man ritzte mit einem Holunderspan das Zahnfleisch auf und setzte anschließend das blutige Holzstückchen wieder an seiner Stelle in den Baum. Auf diesem Wege glaubte man, sich von Zahnschmerzen zu trennen. Einer Wunde, die nicht aufhören wollte zu bluten, rückte man zu Leibe, indem man die beiden Enden eines Holunderästchens in das Blut tauchte. Dazu sagte man: „Ich verbinde diesen Verband in Gottes Hand." Nun erwartete man, dass die Blutung im gleichen Maße zurückgehen würde, wie der rote Lebenssaft am Holz eintrocknete. Übrigens gab es auch jede Menge Aberglauben, die echte Rezepte zum Inhalt hatten. Allerdings behauptete man, dass die Zeit der Ernte der Zutaten oder der Zeitpunkt des Verzehrs eine ausschlaggebende Rolle spielten. So sollen Holunderblüten zum Beispiel am wirksamsten sein, wenn sie an Johanni (24. Juni) vor Sonnenaufgang gepflückt werden. Ebenfalls erzählte man sich, dass man ein Jahr lang von Krankheiten verschont bliebe, wenn man am Johannistag Holunderküchlein isst. Probieren Sie es aus. Wer weiß, vielleicht steckt ja doch ein Fünkchen Wahrheit dahinter …

Literatur

Andersen, H. C., „Mutter Holunder – 21 Märchen aus dem Teekessel“, Auswahl von Jentzsch, B., Beltz & Gelberg, Weinheim, 1982

Baumgart, G., „Handbuch Volksmedizin“, Bechtermünz Verlag, Augsburg, 1998

Hoffmann, D., „Das Findhorn-Kräuter-Heilbuch“, Wilhelm Heyne, 1992

Krug, U., „Selbstgemachte Marmeladen und Gelees“, BLV, München, 1985

Pahlow, M., „Das große Buch der Heilpflanzen“, Gräfe und Unzer, München, 1993

Schlechta, I., „Köstliche Wildfrüchte und Wildgemüse“, Gräfe und Unzer, München

Siegmund, F., „Omas Lexikon der Kräuter- und Heilpflanzen“, Bechtermünz Verlag, Augsburg, 1997